AF590648

TRAITÉ

DES

ARTICULATIONS DU CHEVAL,

PAR F. J. J. RIGOT,

CHEF DES TRAVAUX ANATOMIQUES A L'ÉCOLE ROYALE
VÉTÉRINAIRE D'ALFORT.

Inventa narrare non inglorium.

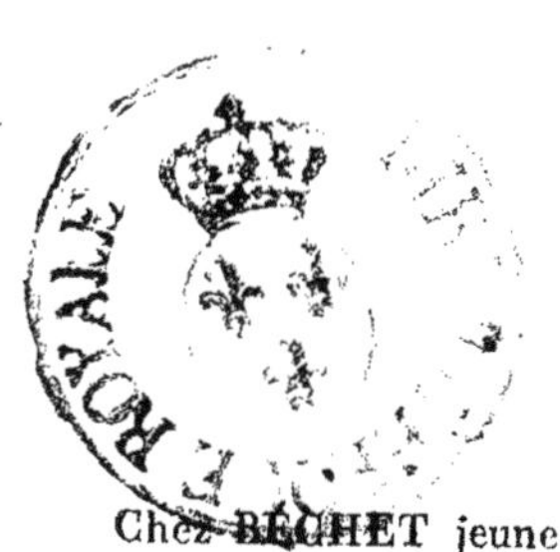

Paris,

Chez BÉCHET jeune, Libraire de l'Académie de Médecine,
Place de l'École de Médecine, n°. 4.

1827.

Imprimerie de MIGNERET, rue du Dragon, n° 20.

AVANT-PROPOS.

L'OUVRAGE que je publie aujourd'hui, destiné aux élèves des Écoles vétérinaires, ne leur est offert que comme un sommaire des leçons professées depuis plusieurs années. Il n'est donc point le fruit de mes propres recherches; mais bien plutôt une narration fidèle des leçons du savant N. Girard, que la mort enleva à la fleur de l'âge, et auquel l'estime publique a déjà assigné la place honorable que lui ont méritée ses talens et ses travaux. Rassembler des matériaux épars, les coordonner; donner à des notions puisées dans l'anatomie de J. Girard, les détails et l'extension dont elles étaient susceptibles, et que ne pouvait comporter cet important ouvrage, c'était le travail qu'il restait à faire; je l'ai entrepris sans hésitation, persuadé qu'il pourrait, malgré son imperfection, suppléer avec avantage aux cahiers des élèves, souvent remplis d'erreurs grossières qui se perpétuent et se multiplient avec les copies qu'on en fait, et qui sous ce rapport sont plus préjudiciables qu'utiles à leur instruction.

Voici l'ordre que j'ai suivi dans l'exposé des matières traitées dans cet ouvrage, que je divise en trois

Parmi les sutures on distingue 1.° la *suture dentée*, dans laquelle des dentelures profondes se reçoivent mutuellement; exemple : l'articulation du frontal avec les sunaseaux; 2.° la *suture squammeuse*, qui résulte du contact de deux surfaces osseuses taillées en biseau aux dépens d'une de leurs lames; exemple l'articulation de la portion écailleuse du temporal avec le pariétal; 3.° *la juxta-position* ou suture harmonique formée par des aspérités peu marquées; tel est le mode d'union des parties tubéreuse et écailleuse du temporal l'une avec l'autre; 4.° Enfin on a donné le nom de *gomphose* au mode d'implantation des dents dans leurs alvéoles.

Toutes ces espèces de synarthroses, que l'on n'observe généralement qu'aux os destinés à former des cavités, ne méritent véritablement le nom d'immobiles qu'à un âge assez avancé; puisque dans le jeune sujet les os sont unis au moyen de lames cartilagineuses très-flexibles, qui leur permettent de s'écarter, de donner plus d'ampleur à ces cavités, et favorisent ainsi le développement des organes qu'elles renferment.

L'amphiarthrose, que l'on appelle encore articulation mixte, diarthrose de continuité (1), est caractérisée par la présence d'une substance fi-

(1) Par rapport au mode d'union des surfaces articulaires.

bro-cartilagineuse, placée entre deux surfaces articulaires avec lesquelles elle semble faire continuité, et qu'elle tient solidement rapprochées. Les articulations du corps des vertèbres présentent ce mode d'union, que l'on retrouve aussi, mais moins développé, dans les points de jonction du bassin avec le sacrum, chez les vieux sujets.

Ce genre d'articulation tient le milieu par sa mobilité, entre la diarthrose de contiguité et la synarthrose (1).

La diarthrose de contiguité comprend toutes les articulations mobiles à surfaces contiguës, encroûtées d'un cartilage lisse et poli, et lubrifiées par la synovie; d'après la configuration des surfaces, leurs moyens d'union et leurs mouvemens, on en distingue de plusieurs espèces;

1.° *L'Enarthrose*, dans laquelle une tête saillante est reçue dans une cavité profonde, et dont les mouvemens en tous sens sont possibles; exemple, l'union du bassin avec les fémurs. (Articulations coxo-fémorales).

3.° *L'Arthrodie* composée d'une saillie articulaire moins prononcée, et d'une cavité plus superficielle, disposition qui rend les mouvemens en tous sens beaucoup plus variés et plus étendus que dans l'énarthrose; l'articulation sca-

(1) Appelée pour cette raison articulation mixte.

pulo-humérale est un exemple de ce mode d'union.

3.° *La diarthrose planiforme*, dans laquelle des surfaces planes ou presque planes ne font que glisser l'une sur l'autre, comme on le remarque au contact des apophyses articulaires des vertèbres; cette diarthrose se nomme encore ginglyme latéral, articulation par coulisse.

4.° *Le ginglyme, diarthrose alternative* ou *charnière*, qui se fait par des surfaces se recevant mutuellement, et qui porte le nom de *ginglyme angulaire parfait* ou de *charnière parfaite*, lorsque les mouvemens sont bornés à l'extension et à la flexion, et de *ginglyme angulaire imparfait*, lorsque l'extension et la flexion sont accompagnées de mouvemens dans le sens latéral; l'articulation huméro-radiale est un exemple du premier genre et celle du fémur avec le tibia un exemple du second.

5.° L'articulation *trochoïde* ou par *pivot*, diarthrose, dans laquelle il ne s'exerce que des mouvemens de rotation; exemple: l'arc inférieur de l'atlas avec l'apophyse odontoïde de l'axis.

Tous les os unis entr'eux par leurs extrémités, leurs bords, ou leurs surfaces sont donc maintenus dans leurs rapports tantôt de manière à exécuter des mouvemens variés et étendus; d'autres fois leur union est tellement serrée, que leurs mouvemens sont presque nuls; rigoureusement parlant, il n'y a point d'articulation immobile, et dans toutes, la solidité est en raison inverse de la mobilité.

Cartilages articulaires.

(Darthrodiaux ou d'encroûtement).

La lame cartilagineuse dont sont revêtues toutes les surfaces diarthrodiales, forme sur chaque os une couche isolée, espèce de coussin toujours plus épais là où les surfaces articulaires représentent des saillies, comme au centre des têtes, des condyles, et au bord des cavités. Ces cartilages ont une face libre que l'on croit généralement recouverte par un prolongement très-mince de la membrane synoviale (1), et une face adhérente tellement unie avec l'os, qu'il est extrêmement difficile de l'en séparer sans rupture, quoiqu'il n'y ait point de continuité évidente entre ces deux parties différentes par leur nature, et ayant chacune des vaisseaux propres qui ne se prolongent point de l'une à l'autre.

Examinés sur un cheval récemment sacrifié, ces cartilages, sur lesquels on ne peut démontrer

(1) Bichat, N. Girard et Béclard sont de cet avis.

de périchondre, sont d'un blanc opale, élastiques à un très-haut degré et deviennent demi-transparens, lorsqu'on les réduit en lames très-minces.

Ils sont, suivant Delassone et J. Hunter, composés de fibres parallèles implantées perpendiculairement à la surface des os qu'ils recouvrent. Jusqu'à présent l'on n'y a point distingué de vaisseaux rouges, mais l'existence d'un liquide incolore, auquel ils doivent en partie leur souplesse, y peut faire supposer celle des vaisseaux blancs : les bourgeons cellulo-vasculaires qui se développent quelquefois à leur surface, y attestent évidemment la présence du tissu cellulaire (Béclard).

Soumis à une macération longtemps prolongée, ces cartilages se gonflent, ils deviennent au contraire jaunâtres et transparens par la dessiccation, et se fondent entièrement dans l'eau bouillante (1).

Remarquables par leur mollesse dans les jeunes sujets, et presque fluides dans le fœtus, ces cartilages acquièrent de la consistance avec l'âge (2); leur poli et leur élasticité les rendent

(1) Cette propriété est particulière aux cartilages diarthrodiaux.

(2) C'est sans doute à cause de leur vitalité très-faible

très-propres à faciliter les glissemens et à amortir la violence des chocs que les os ont à supporter dans les différens mouvemens ou attitudes.

Les plaies et les dénudations sont les principales altérations de ces cartilages, qui dans l'état physiologique sont tout-à-fait insensibles.

Cartilages des sutures.

(*Synarthrodiaux*).

Ces cartilages, attachés aux os qu'ils réunissent, semblent n'être que des restes de la substance cartilagineuse qui les constituait primitivement, et que l'ossification n'a point envahie.

D'abord très-étendus dans le fœtus, aux différentes sutures, excepté à l'harmonie où ils n'existent pas, ils adhèrent par leurs faces au périoste externe et interne, et diminuent successivement de largeur et d'épaisseur depuis la naissance jusqu'au moment où le travail de l'ossification les fait disparaître.

Il suit évidemment de ces changemens que les sutures qui jouissaient d'abord d'une mobilité

qu'ils s'enflamment et s'ossifient très-rarement. Gendrin admet même qu'ils ne sont point susceptibles de s'enflammer.

assez marquée, due à la présence de ces lames cartilagineuses, finissent par devenir tout-à fait immobiles lors de leur disparition complète.

Fibro-cartilages articulaires.

(Ligamens cartilaginiformes).

Ces fibro-cartilages permanens, ainsi appelés parce qu'ils participent à la fois du tissu fibreux et cartilagineux, sont de plusieurs espèces; les uns libres par deux faces, sont adhérens par leurs extrémités ou par leurs bords, ce sont les *ménisques ;* on les rencontre dans les articulations temporo-maxillaire et fémoro-tibiale; d'autres fixés seulement par une de leurs faces, se font remarquer dans les coulisses destinées au passage des tendons.

Quelques autres, enfin, sont fixés par leurs deux faces aux os qu'ils tiennent intimement unis; exemple, les fibro-cartilages intervertébraux.

Ces trois sortes de fibro-cartilages, distincts par leurs connexions, présentent aussi quelques différences dans leur structure.

Ainsi les ménisques offrent, dans presque toute leur étendue, une texture fibreuse très-apparente, et vers le centre seulement une homogénéité qui les rapproche du cartilage.

Ceux de la seconde espèce qui ne paraissent être qu'un épaississement du périoste, conservent une structure fibreuse dans tous les points de leur étendue.

Les fibro-cartilages amphiarthrodiaux, composés de fibres très-distinctes à leur circonférence, où elles forment une espèce de bourrelet, se convertissent à leur centre en une substance blanche, homogène, pulpeuse, très-abondante dans le jeune âge, ayant probablement pour usage d'augmenter leur souplesse, et de donner par là une mobilité plus grande aux os qu'ils unissent.

Peu de vaisseaux entrent dans la composition de ces différens fibro-cartilages, qui, dans un âge avancé, jouissent d'une ténacité très-grande, et d'une force de cohésion supérieure même à celle de l'os.

L'ossification, les solutions de continuité, et le ramollissement, d'où résultent toujours des déformations de la colonne vertébrale, sont les altérations des fibro-cartilages intervertébraux.

Ligamens articulaires.

On donne ce nom à des parties fibreuses qui servent à unir les os les uns avec les autres, et à les maintenir dans leurs rapports.

On les distingue, d'après la disposition qu'affecte la fibre qui les compose, en *ligamens funiculaires* et *ligamens membraniformes.*

Les premiers constituent des cordons arrondis ou aplatis, situés à l'extérieur ou à l'intérieur des articulations, et se divisent suivant leur position respective, en antérieurs, postérieurs, latéraux et inter-articulaires.

Les ligamens situés hors de l'articulation, recouvrent ordinairement une partie des capsules synoviales auxquelles ils adhèrent intimement, et qu'ils affermissent d'une manière spéciale ; ils tiennent au périoste et aux os par leurs extrémités le plus ordinairement élargies.

Les ligamens de la même espèce placés dans l'intérieur même des articulations, adhèrent à la membrane synoviale, qui se réfléchit sur eux de telle manière, qu'ils se trouvent toujours hors du sac séreux qu'elle forme.

Les *ligamens membraniformes* appartenant à la seconde espèce, encore nommés capsules fibreuses, ligamens capsulaires, composent des espèces de gaines le plus souvent incomplètes, qui s'étendent d'un os à l'autre, à l'extérieur de la membrane synoviale, à laquelle elles adhèrent plus ou moins intimement.

D'une épaisseur variable, ces capsules, interrompues dans quelques points où elles sont remplacées par du tissu cellulaire condensé et non fibreux, ou par des tendons, sont fortifiées dans d'autres par des faisceaux irréguliers de même nature qu'elles. Ces faisceaux fibreux, très-développés dans quelques articulations, ont tout récemment été considérés et décrits, mais à tort, comme des ligamens particuliers. Dans quelques articulations ces capsules manquent complètement, et l'on n'en trouve que des rudimens dans quelques autres.

Tous les ligamens articulaires formés d'un tissu fibreux blanc, très-résistant, disposé en faisceaux distincts, quelquefois parallèles, comme dans tous les ligamens funiculaires, d'autres fois entrecroisés, comme dans la plupart de ceux qui sont sous la forme de membranes, peuvent perdre leur résistance et devenir mous, par l'inflammation qui donne quelquefois lieu à leur ossification partielle.

Membranes synoviales.

Toutes les articulations diarthrodiales sont pourvues d'une membrane qui les entoure, se replie sur les surfaces articulaires, et forme un sac clos de toutes parts; cette membrane, du genre des séreuses, se présente, tantôt sous la forme d'une grosse ampoule, comme on le remarque aux phalanges ; d'autres fois elle semble traversée par un ligament placé dans l'articulation même, sur lequel elle se réfléchit en lui fournissant une gaine et le laissant en dehors.

Mince, pellucide et extensible, cette capsule séreuse contracte, par sa surface externe, des adhérences avec les parties voisines, très-étroites, surtout avec les cartilages diarthrodiaux, sur lesquels elle paraît se prolonger, comme le pensent Bichat, Béclard, et ainsi que semblent le démontrer l'observation anatomique et quelques phénomènes maladifs (1).

Dans le reste du contour de l'articulation, la membrane synoviale tient également, mais d'une manière moins serrée, aux ligamens articulaires et aux tendons, et son adhérence devient encore plus lâche avec les pelotons graisseux et aux endroits où elle quitte le ligament capsulaire pour se réfléchir sur la surface des cartilages.

La surface interne de cette membrane, partout contiguë à elle-même, et sans cesse lubrifiée par un liquide visqueux, présente des prolongemens

(1) Gendrin se sert des mêmes argumens que Bichat et Béclard, pour prouver au contraire que la synoviale ne se prolonge point sur la surface articulaire. *Voyez* son Histoire anatomique des inflammations, 1er vol. — Cruvelhier paraît être du même avis.

rougeâtres, variables par leur position, leur nombre et leur étendue, nommés *franges synoviales*, et formés par des replis de la membrane, entre lesquels se trouvent ordinairement des petits pelotons graisseux, connus sous le nom de glandes synoviales de *Havers*.

Le liquide sécrété par ces membranes, nommé *synovie*, et regardé jusqu'à Monro comme le produit d'une sécrétion des pelotons graisseux disséminés autour de la synoviale, et entre les franges qu'elle forme, ne paraît être, d'après Bichat et Béclard, que le produit d'une sécrétion perspiratoire, dont ils placent le siége, de même que la résorption de ce liquide, dans toute l'étendue de cette membrane, et surtout dans les franges synoviales, en raison de leur plus grande vascularité.

Synovie.

La synovie est un liquide visqueux, d'une couleur légèrement citronnée (cette couleur nous a toujours paru d'autant plus foncée que les animaux étaient plus vieux), plus pesant que l'eau; sa composition chimique examinée dans les animaux, et particulièrement dans le bœuf, par Davy, Hildebrand et Orfila, y a fait découvrir de l'eau, de l'albumine, une matière incoagulable, de la soude, du muriate de soude, du phosphate de chaux, et une matière animale que l'on dit être de l'acide urique. D'après Gendrin, elle ne paraît différer de la sérosité exhalée par les grandes séreuses, que par une matière muqueuse, incoagulable, filandreuse, ayant quelque analogie avec la fibrine que contient cette sérosité dans l'état pathologique.

Ses usages sont de diminuer les frottemens et de faciliter par là le glissement des surfaces articulaires. Haller dit : *adjuvat cartilaginum integritatem humor articularis, ejusque generationem natura per motum musculorum ipsum videtur augere ; copiosior est in animalibus quœ magno itinere defuncta sunt, nempe medulla ossis per ipsum motum in cavum articulationis uberius effundi videtur.*

Marge articulaire et cavités synoviales.

Dans toutes les articulations diarthrodiales, il existe entre le point duquel se reflèchit la synoviale, pour recouvrir les surfaces articulaires et l'endroit où commence le cartilage d'encroûtement, un espace plus ou moins étendu que l'on nomme *marge articulaire*, cette marge se présente sous la forme d'un petit canal qui, selon M. Girard, est destiné à augmenter la grandeur du sac formé par la séreuse et à loger la synovie, lorsque les surfaces articulaires sont en contact.

Les cavités synoviales appropriées aux mêmes usages que la marge articulaire, et *tapissées comme celle-ci* par la membrane synoviale, sont placées tantôt sur le côté de l'articulation, d'autres fois sur les surfaces articulaîres elles-mêmes, où elles constituent de petits enfoncemens de forme irrégulière, et toujours dépourvus, ainsi que la marge articulaire, de cartilages d'encroûtement, ce qui leur donne une couleur violacée. L'extrémité inférieure de l'humérus et la face antérieure de l'olécrâne présentent de ces sortes de cavités qu'il faut bien se garder de considérer comme des dénudations maladives.

DEUXIÈME PARTIE.

DES ARTICULATIONS EN PARTICULIER.

ARTICULATIONS DU TRONC.

Il importerait fort peu sans doute de commencer la description des articulations par telle ou telle partie, mais afin de nous trouver plus en harmonie avec les ouvrages d'anatomie vétérinaire, nous avons cru devoir suivre la division généralément adoptée du squelette en tronc et membres.

ARTICULATIONS DE LA TÊTE.

La tête, première partie du tronc, articulée postérieurement avec la colonne vertébrale, se divise en crâne et face ou mâchoires.

ARTICULATIONS DES OS DU CRANE ET DE LA FACE.

(*Synarthroses.*)

Toutes ces articulations appartiennent aux différentes espèces de *synarthrose*, et l'immobilité presque complète est leur caractère commnn. Tandis que l'on range dans les diarthroses de contiguité l'articulation de la mâchoire inférieure avec la supérieure, ainsi que celle de la tête avec le rachis, dont les mouvemens sont variés et étendus.

Le crâne, grande cavité ovalaire contenant une partie de la masse cérébrale, est formé de sept os, dont les différens modes d'union appropriés à leurs usages, peuvent être rapportés aux sutures, *dentée*, *squammeuse*, *harmonique* et à *la schindylèse*.

Ainsi, le frontal s'articule par suture dentée avec le pariétal, les sunasaux, les zygomatiques, les lacrymaux, l'ethmoïde, etc; et par schindylèse avec les aîles du sphénoïde.

Le pariétal s'unit au temporal par suture squammeuse, et dans tout le reste de son contour par suture dentée.

L'occipital, articulé par suture dentée et harmonique à ses bords, concourt encore à la formation du point mobile de la tête sur la colonne vertébrale; et la portion écailleuse du temporal dont l'union avec la partie tubéreuse et de celle-ci avec l'occipital présente des exemples de suture harmonique; s'articule avec le maxillaire inférieur, par ginglyme angulaire imparfait.

Tous les autres modes d'union des os du crâne, tant entr'eux qu'avec ceux de la face, appartiennent à la suture dentée, et n'offrent aucunes considérations particulières.

La face prolongée en avant du crâne et d'une étendue considérable dans les monodactyles chez lesquels elle est en raison inverse du développement de la première cavité, se compose de deux parties : l'une supérieure, immobile, résulte de l'assemblage de plusieurs os; l'autre, inférieure et mobile sur la première, comprend un seul os.

La première qui compose une masse oblongue, conique, creusée de cavités destinées à loger la plupart des organes des sens, est formée de dix-neuf os moins symétriques en général que ceux du crâne, qui s'unissent par suture dentée tant entr'eux qu'avec les premiers ; excepté cependant l'union du petit sus-maxillaire avec le grand, et celle de la cloison cartilagineuse du nez avec le vomer que l'on peut rapporter à la schindylèse.

La mobilité des os de la tête, très-marquée dans le jeune âge, époque à laquelle ces os sont unis par des lames cartilagineuses flexibles et très-étendues, diminue progressivement de manière que dans l'âge adulte l'ossification complète de ces cartilages entraîne nécessairement l'immobilité du mode d'union qu'ils constituaient primitivement.

La deuxième partie de la face comprend un seul os articulé d'une manière mobile avec le temporal, et qui forme la base de la mâchoire inférieure.

ARTICULATION TEMPORO-MAXILLAIRE.

(Ginglyme angulaire imparfait).

Cette articulation formée par le contact médiat de deux surfaces condyloïdes, dont l'une appartient au temporal et l'autre au maxillaire, est le centre des mouvemens qu'exécute la mâchoire inférieure sur la supérieure. Un ligament capsulaire, quelques trousseaux fibreux, un fibro-cartilage inter-articulaire, et deux capsules synoviales en assurent la solidité et la mobilité.

Le condyle du temporal, situé transversalement à la face inférieure de l'apophyse zygomatique de cet os, est légèrement convexe d'avant en arrière et encroûté d'un cartilage peu épais; il limite en avant l'étendue de la fosse temporale et se trouve surmonté postérieurement par une apophyse aplatie dans le sens transversal, de laquelle il est séparé par une cavité plus large du côté externe qu'en dedans. Cette éminence, appelée sucondylienne, offre à sa face antérieure une facette articulaire encroûtée d'un cartilage mince, complète la surface antéro-temporale, et sert à borner en arrière les mouvemens de la mâchoire inférieure.

La cavité glénoïdale qui sépare le condyle de l'éminence, tapissée par la synoviale supérieure, a été regardée jusqu'ici comme une fossette propre à contenir la synovie; mais elle parait avec plus de vraisemblance être destinée à recevoir le côté externe du condyle maxillaire dans les mouvemens latéraux de la mâchoire inférieure.

L'éminence diarthrodiale du maxillaire, située à la partie postérieure et supérieure de chaque branche, constitue aussi un condyle elliptique dans le sens transversal, plus étendu que celui du temporal. Également revêtu d'un cartilage et fortement déprimé à l'endroit où il appuie contre l'apophyse sucondylienne, ce condyle se trouve légèrement détaché du reste de l'os par une espèce de col, et est séparé d'une longue apophyse aplatie latéralement, nommée *coronoïde*, par l'échancrure corono-condylienne.

Le *ligament capsulaire* est fixé par ses extrémités près des surfaces articulaires et au contour du fibro-cartilage inter-articulaire, dont il maintient les rapports; très-fort du côté externe et postérieur où ses fibres forment un faisceau aplati très-distinct (1), il s'amincit du côté interne et antérieur de l'articulation.

Le ligament dont il s'agit se trouve en en rapport par sa face externe en dehors avec la peau, en avant avec le muscle zygomato-maxillaire (*masséter*), en dedans avec le muscle sphéno-maxillaire; postérieurement il est separé de l'artère temporale, d'une des branches supérieures de la jugulaire et de la parotide par une lame de tissu fibreux jaune, qui se fixe, supérieurement en arrière de l'apophyse suscondylienne près l'hiatus auditif externe, et inférieurement en bas du condyle maxillaire en passant sur ce ligament et s'y unissant intimement.

Sa face interne adhère aux capsules synoviales dont elle est séparée postérieurement par quelques pelotons graisseux, et au contour du fibro-cartilage intermédiaire.

Le *fibro-cartilage* inter-articulaire se présente

(1) Ce faisceau ligamenteux, très-distinct aussi dans l'homme, chez lequel il est généralement considéré comme un ligament latéral externe de cette articulation, ne doit point être regardé dans le cheval comme un ligament particulier.

sous forme de lame elliptique, biconcave, placée entre les deux condyles et l'apophyse sucondylienne ; ses deux faces supérieure et inférieure libres sont tapissées par les capsules synoviales. Il est plus épais à sa circonférence qu'au centre, où il s'amincit en perdant sa teinture fibreuse pour prendre l'homogéneïté du cartilage.

Les *capsules synoviales*, au nombre de deux, distinguées en supérieures et inférieures, sont exactement séparées l'une de l'autre par le fibro-cartilage dont elles tapissent les deux faces de la manière suivante :

La synoviale supérieure après avoir recouvert le condyle du temporal, l'apophyse sucondylienne et la cavité glénoïdale, se replie sur la face supérieure du fibro-cartilage, et l'inférieure tapisse sa face opposée en se réfléchissant de la surface du condyle maxillaire. Il résulte de cette disposition une double articulation ayant chacune une membrane synoviale distincte, un seul ligament capsulaire et un fibro-cartilage commun qui n'est jamais percé.

Mouvemens. La mâchoire inférieure peut exécuter sur la supérieure, des mouvemens d'élévation, d'abaissement et de côté ; les deux premiers sont très-bornés dans les herbivores qui ouvrent peu la bouche, pour prendre ou broyer leurs alimens; mais il n'en est pas de même des mouvemens latéraux, dont l'étendue et la variété très-grandes sont encore facilitées par la cavité située entre le condyle du temporal et l'apophyse sucondylienne.

En effet, le mouvement latéral de la mâchoire n'est pas horizontal et il faudrait, pour qu'un condyle se portât horisontalement en dehors, que l'autre se dirigeât en dedans de la même quantité; or, cela n'est pas et ne peut être. Le maxillaire, dans ce mouvement, ne fait qu'éprouver une sorte de rotation sur ses deux condyles qui se logent alternativement dans la cavité glénoïdale en se portant en arrière et s'éloignant peu de leurs premiers rapports.

Dans le fœtus, le condyle du temporal presque plane et peu distinct de la cavité glénoïdale est recouvert par une lame cartilagineuse très-mince. L'apophyse sucondylienne se présente sous la forme d'un petit mamelon peu détaché.

La disposition des surfaces articulaires et des parties qui maintiennent leurs rapports, rend également raison et de l'impossibilité de leur luxation en dehors ou en dedans, et de la possibilité de leur déplacement en avant. Je ne sache pas qu'aucun vétérinaire ait encore observé la luxation de la mâchoire inférieure dans le cheval; dans l'homme elle n'est pas très-rare.

ARTICULATION TEMPORO-HYOÏDIENNE.

(*Amphiarthrose.*)

L'union du temporal avec l'hyoïde se fait par le prolongement hyoïdien de la portion tubéreuse et par l'extrémité supérieure de la branche kératoïde.

Un fibro-cartilage fortement fixé à ces deux os qu'il unit, et quelques faisceaux fibreux qui en forment le périchondre, sont les parties qui complètent cette articulation. Le fibro-cartilage intermédiaire, dans l'épaisseur duquel se remarquent assez ordinairement quelques points d'ossification, se rapproche beaucoup des cartilages costaux.

D'abord très-flexible dans le jeune âge, il acquiert progressivement de la densité par les points d'ossification qui s'y multiplient ; mais il conserve toujours la flexibilité dont il a besoin pour les mouvemens à la vérité très-bornés de l'os hyoïde sur le temporal. Dans l'homme, l'union de l'hyoïde avec le crâne se fait au moyen d'un ligament.

ARTICULATIONS HYOÏDIENNES.

Les pièces osseuses qui composent l'hyoïde sont articulées entre elles de différentes manières ;

ainsi l'union des grandes branches avec les petites, se fait à angle aigu au moyen d'un fibro-cartilage peu étendu, séparé dans son milieu par un noyau osseux, ovoïde, très-gros, qui appuie sur chacune des extrémités articulaires auxquelles il sert d'intermédiaire, diminue la longueur de ce fibro-cartilage, et par conséquent la flexibilité du mode d'union qu'il établit.

Dans le bœuf, ce noyau osseux très-développé constitue de chaque côté une troisième branche, ayant une articulation distincte à chacune de ses extrémités.

Les petites branches appuyées par leurs extrémités inférieures sur la face supérieure des cornes de l'hyoïde, présentent de ce côté une cavité glénoïdale destinée à recevoir une éminence arrondie, peu circonscrite, de l'hyoïde, et composent une véritable arthrodie pourvue d'une membrane synoviale, d'un ligament capsulaire, lubrifiée par une très-petite quantité de synovie.

La première de ces articulations peut être rangée dans les diarthroses de continuité, et la seconde dans les diarthroses de contiguité.

Articulations de la colonne vertébrale.

Les articulations de la colonne vertébrale, très-nombreuses en raison de la multiplicité des os qui la composent, présentent, dans quelques points, des différences relatives à une disposition particulière des surfaces articulaires, des ligamens, et au genre de mouvemens qu'elles exécutent en général.

Les articulations qui, dans le rachis, s'écartent de la disposition générale qu'affectent les autres, et qui exigent, sous ce rapport, des détails particuliers, se trouvent à la partie antérieure de la colonne vertébrale, où elles composent deux points très-mobiles, spécialement appropriés aux mouvemens de la tête; nous allons successivement les examiner.

ARTICULATION OCCIPITO-ATLOÏDIENNE.

Ginglyme angulaire imparfait.

L'occipital présente, pour cette articulation, deux condyles qui sont reçus dans deux cavités supérieures et antérieures de l'atlas.

Les condyles situés sur les parties latérales du trou occipital, comprimés d'avant en arrière, et recouverts d'une couche cartilagineuse, sont détachés de l'os par une dépression circulaire qui forme la marge articulaire de ce côté.

Les deux cavités supérieures de l'atlas, séparées par le canal rachidien, et également encroûtées d'un cartilage, logent presque entièrement les condyles.

Un ligament capsulaire sert à maintenir les rapports de cette articulation, dont les mouvemens sont favorisés par deux synoviales, une pour chaque condyle.

Le *ligament capsulaire*, qui sert d'enveloppe à toute l'articulation, s'attache par ses extrémités autour des surfaces articulaires de l'occipital et de l'atlas, et aux apophyses styloïdes du premier de ces os. D'une épaisseur variable dans quelques points de son étendue, il présente supérieurement et latéralement des faisceaux aplatis, qui, du pourtour du trou occipital et des apophyses styloïdes, vont se fixer à la partie supérieure et latérale de l'atlas; les supérieurs en s'entrelaçant et les latéraux en suivant une direction parallèle. Inférieurement, ce ligament très-aminci n'offre plus que quelques faisceaux irrégulièrement disposés, dont les principaux se portent du tubercule inférieur de l'atlas à l'apophyse basilaire de l'occipital. Ces faisceaux, peu développés dans le cheval, ont reçu dans l'homme le nom de *ligament inférieur*.

Par sa surface externe, il est en rapport avec les muscles droits, obliques et fléchisseurs de la tête, et, par sa face interne, avec les capsules synoviales dont il est séparé inférieurement au niveau du trou occipital par des pelotons graisseux.

Les *membranes synoviales* au nombre de deux, une pour chaque condyle, sont séparées l'une de l'autre inférieurement par la cloison qui résulte de leur adossement, supérieurement par le canal rachidien ; elles tapissent les surfaces articulaires et la face inférieure du ligament odontoïdo-occipital, adhèrent par leur face externe au ligament capsulaire, et présentent à leur face interne une grande quantité de franges synoviales, abondantes surtout dans la fossette qui sépare les deux cavités articulaires de l'atlas.

Les mouvemens de la tête sur la première vertèbre sont ceux d'extension, de flexion et d'inclinaison latérale. Les mouvemens de semi-rotation n'appartiennent qu'à l'articulation de l'atlas avec l'axis.

ARTICULATION OCCIPITO-AXOÏDIENNE.

Il n'y a point dans cette articulation, comme dans la précédente, des surfaces articulaires contiguës. L'occipital et l'axis sont seulement unis par un ligament appelé *odontoïdo-occipital.*

Ce ligament consiste en un faisceau fibreux, large, mince dans le milieu, plus épais sur les côtés, qui s'insère par son extrémité antérieure la plus élargie à la face interne des condyles de l'occipital et sur l'apophyse basilaire, et se porte en arrière sur l'apophyse odontoïde où il se confond avec le ligament odontoïdien et le ligament vertébral supérieur dont il ne semble vraiment être que l'origine supérieure. Il est en rapport du côté du canal rachidien avec la dure-mère à laquelle un tissu cellulaire souvent graisseux l'unit d'une manière peu serrée, et du côté opposé avec les capsules de l'articulation occipito-atloïdienne dont il assure la solidité. (Il correspond aux *ligamens odontoïdien* et *occipito-axoïdien* de l'homme).

ARTICULATION ATLOÏDO-AXOÏDIENNE.

Diarthrose trochoïde et planiforme.

Cette articulation résulte du contact des surfaces articulaires de l'atlas et de l'apophyse odontoïde enveloppées par une seule membrane synoviale et assujetties par des ligamens nombreux et de nature différente.

Les surfaces articulaires de l'atlas sont de deux sortes : l'une située dans le canal rachidien à la face supérieure de son arc inférieur, concave d'un côté à l'autre, reçoit l'apophyse odontoïde;

les deux autres surfaces orbiculaires, légèrement convexes et encroûtées comme la première d'un cartilage, sont situées à la face postérieure de la vertèbre, sur les côtés de son canal rachidien.

Les surfaces articulaires qui appartiennent à l'axis, peuvent également être envisagées sous deux rapports, la première, convexe d'un côté à l'autre, occupe la face inférieure de l'apophyse odontoïde et les deux autres de même forme à peu près que celles de l'atlas, sont situées à son extrémité antérieure sur les côtés de l'odontoïde.

Le ligament capsulaire, commun à toute l'articulation à laquelle il forme une gaîne d'une certaine épaisseur, n'existe que sur les parties latérales où il complète le canal rachidien, et se trouve remplacé supérieurement et inférieurement par les ligamens supérieur et inférieur auxquels il s'unit intimement. Sa face externe, sur laquelle on remarque quelques faisceaux dirigés en différens sens, est recouverte par les muscles obliques, et sa face interne adhère à la capsule synoviale de l'articulation.

Le ligament supérieur, fixé par ses deux extrémités, en avant à l'arc supérieur de l'atlas, et en arrière à la jonction antérieure des lames de l'axis, est formé de deux parties symétriques unies par du tissu cellulaire.

Sa texture identique avec celles des tissus fibreux jaunes, indique assez qu'il doit remplir les mêmes fonctions; sa position et ses attaches doivent faire admettre avec raison, qu'il n'est que l'origine supérieure des ligamens jaunes qui unissent les lames de toutes les autres vertèbres, seulement plus développée que dans les autres régions de la colonne vertébrale. Il est en rapport supérieurement avec les muscles droits et obliques, et inférieurement il complète le canal rachidien et répond à la dure-mère.

Le ligament inférieur, situé à l'opposé du précédent, se porte du tubercule inférieur de l'atlas, où il se confond avec le tendon d'insertion du muscle fléchisseur du cou, à la base de l'apophyse odontoïde. De ce point, ses fibres se prolongent sur la crête médiane et inférieure de l'axis, et sont recouvertes par le muscle déjà indiqué.

Il est composé de fibres d'un blanc nacré, très-serrées, dont quelques unes divergent vers l'articulation, en se confondant avec le ligament capsulaire.

Le ligament odontoïdien, faisceau fibreux, court, épais et aplati, s'attache à la face supérieure de l'apophyse odontoïde, et se porte sur l'arc inférieur de l'atlas, où il se fixe en avant de la surface articulaire que présente le canal rachidien de cette vertèbre.

Composé de fibres blanches parallèles, très-serrées, dont quelques faisceaux se détachent par sa face supérieure, et ses côtés, pour donner naissance au ligament odontoïdo-occipital, il se confond postérieurement avec le ligament vertébral supérieur, auquel il est analogue par sa position et ses usages. En haut il est contigu à la dure-mère à laquelle il est uni par un tissu cellulaire ordinairement graisseux, et en bas à l'apophyse odontoïde, et très-peu à la capsule synoviale.

La *capsule synoviale*, commune à toutes les surfaces articulaires de l'atlas et de l'axis qu'elle tapisse, est remarquable par l'étendue du repli qu'elle forme pour recouvrir la marge articulaire de l'axis. Jusqu'à ce jour, on avait toujours décrit deux capsules synoviales dans cette articulation.

Sa surface externe est en contact tant du côté du canal vertébral, que dans le reste de son étendue, avec les ligamens inférieur et capsulaire, et très-peu avec l'odontoïdien.

Mouvemens. La disposition des surfaces contiguës, et de leurs moyens d'union, tout en rendant raison de l'impossibilité des mouvemens d'extension, de flexion, et d'inclinaison latérale, démontre évidemment que la semi-rotation est seule possible dans cette articulation.

En effet, si d'un côté le ligament odontoïdien en arrière, et en avant le corps de l'atloïde et le ligament inférieur, s'opposent à toute flexion ou extension; d'un autre côté, la briéveté et la force du ligament odontoïdien et la coaptation permanente des surfaces articulaires des deux vertèbres, empêchent toute inclinaison latérale.

L'atlas ne jouit donc sur l'axis que d'un mouvement de semi-rotation assez étendu. En effet, la conformation des surfaces articulaires de ces deux vertèbres, la manière dont se fait leur contact, suffisent pour démontrer qu'elles peuvent facilement glisser les unes sur les autres, et suivre le pivotement de l'arc de l'atlas sur l'apophyse odontoïde. Remarquons en terminant, que la tête accompagne toujours la première vertèbre, dans les différens mouvemens que celle-ci exécute sur la seconde.

La connaissance des différentes parties de cette articulation, et principalement celle du ligament supérieur, est d'une haute importance dans le traitement d'une tumeur phlegmoneuse, connue sous le nom de *taupe*, qui se complique quelquefois de l'exfoliation de ce ligament.

Articulations générales des vertèbres.

Toutes les vertèbres, depuis la troisième cervicale jusqu'à la dernière lombaire, s'articulent entre elles; 1.° par le corps; 2.° par les apophyses articulaires ; 3.° par les lames ; 4.° enfin par les apophyses épineuses.

Parmi les moyens d'union et de mobilité des vertèbres, les uns sont propres à chacun de ces os ; tels que les fibro-cartilages intervertébraux, les ligamens jaunes et les capsules synoviales ; d'autres sont communs à une ou à deux régions de la colonne vertébrale, comme le *ligament cervical* et le *sus-épineux dorso-lombaire.*

ARTICULATION DU CORPS DES VERTÈBRES.

(*Amphiarthrose.*)

Les parties qui composent ce genre d'union, sont deux surfaces osseuses unies par un fibro-cartilage intermédiaire, et affermies par deux ligamens distingués en vertébral supérieur et vertébral inférieur.

Les surfaces osseuses articulaires, situées à la face antérieure et postérieure du corps de chaque vertèbre varient de forme et d'étendue dans les différentes régions du rachis. Ainsi au cou, les vertèbres, depuis la troisième inclusivement, présentent antérieurement une tête arrondie, détachée et déprimée du côté du canal rachidien, et postérieurement une cavité proportionnée à la tête qu'elle reçoit, également déprimée en dessus, mais d'un diamètre un peu plus considérable que cette dernière.

Dans la région du dos, au fur et à mesure qu'on s'éloigne du cou, les cavités articulaires deviennent de plus en plus superficielles et les éminences moins prononcées jusqu'à la partie postérieure des lombes où elles sont généralement plus étendues ; mais de même forme que dans la région dorsale.

Le *ligament vertébral supérieur* occupe la face supérieure du corps de toutes les vertèbres, depuis la seconde où il se continue avec le ligament odontoïdo-occipital jusqu'au sacrum. Ce ligament se présente sous la forme d'une longue bande dont l'épaisseur varie dans les diverses régions du rachis ; élargi au niveau de tous les fibro-cartilages intervertébraux auxquels il adhère fortement, il est étranglé sur le milieu du corps des vertèbres auquel il tient faiblement. Composé de fibres parallèles très-serrées, d'un blanc nacré, il répond en haut à la dure-mère à laquelle l'unit un tissu cellulaire très-lâche, presque toujours graisseux.

Le *ligament vertébral inférieur*, situé à l'opposé du précédent, à la face inférieure du corps des vertèbres, n'existe dans le cheval qu'aux régions dorsale et lombaire, où il varie de largeur et d'épaisseur (1)

Ainsi, très-peu développé aux huit premières vertèbres du dos, où on peut même révoquer en doute son existence, il augmente successivement de largeur et d'épaisseur, depuis cet endroit jusqu'à l'extrémité postérieure des lombes, et se trouve fortifié à cette dernière région par des faisceaux tendineux provenant des piliers du diaphragme avec lesquels ses fibres se confondent. Recouvert au dos par l'aorte, l'azygos, et le canal thoracique, aux lombes par l'aorte et les piliers du diaphragme, il est toujours plus adhérent aux fibro-cartilages et à la crête inférieure des vertèbres, qu'aux espèces de gouttières longitudinales qui se remarquent sur les côtés de cette éminence médiane. Il résulte de l'assemblage de faisceaux fibreux blancs dont la texture serrée lui donne une densité très-grande.

Dans le bœuf, ce ligament est remarquable par son grand développement à la face inférieure des lombes.

(1) Ce ligament, dont on trouve l'origine première dans celui qui unit inférieurement l'atlas à l'axis, manque dans les autres vertèbres du cou, où il est remplacé par le muscle sous-dorso-atloïdien. Son développement paraît être en raison inverse de celui des crêtes médianes et inférieures des vertèbres.

Les *fibro-cartilages* intervertébraux occupent les intervalles des corps de toutes les vertèbres. Ils empruntent leur forme de celle des surfaces osseuses qu'ils encroûtent et unissent, et s'identifient tellement avec elles, qu'il existe peu d'exemples dans l'économie animale, d'une union aussi intime et qui présente une résistance aussi forte à sa séparation.

Leur épaisseur très-inégale dans le même animal, varie dans les diverses régions de la colonne vertébrale. D'abord très-épais au cou, ils diminuent au dos, et reprennent aux lombes leur première épaisseur.

Ils sont en rapport dans toute l'étendue du rachis, supérieurement avec le ligament vertébral supérieur auquel ils sont intimement unis; inférieurement avec le ligament vertébral inférieur, dans les régions où il existe ; ils concourent à former le canal rachidien, les trous de conjugaison, et les cavités articulaires pour la tête des côtes. Les fibro-cartilages vertébraux, dit Bichat, sont formés de lames fibreuses concentriques placées les unes au-devant des autres. Ces lames s'entre-croisent souvent et laissent entre elles des intervalles plus larges à mesure qu'on s'approche plus de leur centre où se trouve un tissu pulpeux, mollasse, augmentant en quantité comme les intervalles en largeur, au point même que dans le centre de chaque fibro-cartilage, les lames ont disparu et le tissu pulpeux existe seul. Tel est l'état des fibro-cartilages intervertébraux considérés dans l'âge adulte.

Dans le jeune âge, et principalement dans le fœtus, l'adhérence de ces corps avec les os est bien moins intime; ils sont aussi beaucoup plus blancs, plus mous, et plus flexibles; ce qui semble dû à la prédominance de la matière pulpeuse centrale à cet âge. Chez les vieux sujets au contraire, ils deviennent jaunâtres, denses, et très-compactes. La substance pulpeuse y est moins abondante, et leur structure lamineuse se prononce davantage. Leur ossification assez fréquente, surtout à la partie postérieure du dos et aux lombes, dans les vieux chevaux, doit nécessairement diminuer la flexibilité de ces régions.

Observons que c'est à la différence d'épaisseur de ces fibro-cartilages, qu'il faut rapporter cette longueur si variable du rachis, et principalement de la région lombaire dans les chevaux de même taille, chez lesquels on trouve généralement le même diamètre au corps de toutes les vertèbres; disposition qui, tout en donnant plus de souplesse et de flexibilité à la colonne vertébrale, en diminue singulièrement la force, et rend par conséquent les animaux dans lesquels elle se fait remarquer, peu propres à porter de lourds fardeaux.

Articulation des apophyses articulaires.

(Diarthrose planiforme.)

Deux facettes articulaires et une petite membrane synoviale recouverte par quelques faisceaux tendineux, sont les parties qui composent cette articulation.

Les surfaces articulaires, placées en dessus dans les apophyses antérieures, en dessous dans les postérieures, sont presque planes, et encroûtées d'un cartilage peu épais; elles varient de forme et de dimensions dans les diverses régions de la colonne vertébrale, où elles diffèrent encore d'une vertèbre à l'autre.

La membrane synoviale, remarquable par son peu d'étendue et la petite quantité de synovie qu'elle sécrète, est recouverte par quelques faisceaux fibreux, provenant des tendons d'insertion des muscles.

Mouvemens. Ils sont très-bornés et ne s'exercent que dans le sens latéral.

Articulation des lames vertébrales.

Les lames des vertèbres ne sont pas contiguës; elles sont simplement unies entr'elles par des faisceaux fibreux, nommés *ligamens jaunes*, qui ont encore pour usage de compléter en arrière le canal rachidien. Ces ligamens, dont on pourrait faire remonter l'origine première au ligament axoïdo-atloïdien supérieur, se trouvent entre toutes les lames des vertèbres, depuis la troisième cervicale jusqu'entre la sixième lombaire et le sacrum. Très-peu apercevables à la face supérieure du rachis, surtout dans les régions dorsale et lombaire, en raison de leur insertion qui se fait à la face interne des lames vertébrales et à cause du peu d'étendue des espaces qu'ils remplissent, ils deviennent très-apparens à l'intérieur du canal rachidien, où il est facile d'observer qu'ils sont composés de deux parties symétriques, réunies à angle aigu vers la base des apophyses épineuses.

Ils correspondent en bas à la dure-mère à laquelle ils sont unis par un tissu lamineux, lâche et souvent graisseux; en haut, aux muscles transverso-épineux qui les recouvrent, et sur les côtés aux capsules synoviales des apophyses articulaires. Composés d'un tissu fibreux évidemment jaune au cou, mais qui prend un aspect luisant et nacré au dos et aux lombes, ils jouissent d'une élasticité et d'une force qui les rendent très-propres à assurer la solidité du mode d'union qu'ils établissent.

ARTICULATION DES APOPHYSES ÉPINEUSES.

Deux sortes de ligamens déterminent l'union des apophyses épineuses des vertèbres ; les uns appelés *inter-épineux* et l'autre *sur-épineux* ; ce dernier, commun aux lombes et au dos, affecte une disposition particulière au cou où il a reçu le nom de *ligament cervical.*

Les *ligamens inter-épineux* (1) occupent les intervalles que laissent entr'elles les apophyses épineuses du dos et des lombes, et n'existent pas au cou ; ils s'attachent aux bords antérieurs et postérieurs des apophyses, dont ils empêchent tout écartement, et varient de largeur et de longueur dans le même rapport que la hauteur de ces mêmes apophyses et la largeur des intervalles qui existent entr'elles. Ils sont composés de fibres blanches réunies en faisceaux parallèles dirigés de haut en bas, et d'avant en arrière. Confondus supérieurement avec le ligament sus-épineux dorso-lombaire, inférieurement avec les ligamens jaunes, ils sont en rapport sur les côtés avec les muscles transverso-épineux.

Le *ligament sus-épineux dorso-lombaire* étendu et attaché sur le sommet des apophyses épineu-

(1) Encore improprement appelés muscles inter-épineux.

ses de ces deux régions, depuis la troisième vertèbre dorsale jusqu'à l'épine susacrée, se continue antérieurement avec le ligament cervical dont il diffère essentiellement, et se termine postérieurement en se prolongeant sur les apophyses épineuses du sacrum et les premiers os coccygiens.

Il est confondu dans toute l'étendue de ces régions, avec les aponévroses des muscles qui s'y attachent, auxquelles il est identique, et dont il n'est distinct que par la direction longitudinale de ses fibres.

Le ligament sus-épineux cervical, très-différent des précédens par sa forme et sa nature, constitue une large cloison qui sépare les muscles cervicaux droits des gauches; il s'étend des premières vertèbres dorsales à la tubérosité cervicale de l'occipital, et s'attache sur les crêtes épineuses des six dernières vertèbres du cou.

Son bord supérieur, très-épais, arrondi et séparé par un sillon médian, établit en arrière l'adhérence avec les premières vertèbres dorsales, et la continuité avec le *ligament sus-épineux dorso-lombaire*; en avant, ce bord détaché constitue une espèce de corde qui franchit les articulations occipito-atloïdienne et atloïdo-axoidienne, sans s'y attacher, et va s'insérer à la face postérieure de l'occipital.

La lame inférieure de ce ligament, également composée de deux parties symétriques faciles à séparer, occupe l'angle formé par la première courbure du rachis, et par les apophyses épineuses des premières vertèbres dorsales. Elle s'attache inférieurement aux crêtes épineuses des six dernières vertèbres cervicales, en se confondant avec les ligamens jaunes de cette région, et supérieurement, elle fait continuité avec le bord renflé de ce ligament, dont elle n'est qu'un épanouissement.

Le ligament cervical, très-développé dans le cheval, chez lequel il fournit, au dos, deux productions remarquables dont il sera parlé plus loin, est composé de fibres jaunes réunies en faisceaux distincts sur sa partie élargie, et jouit de toutes les propriétés particulières à ces tissus (1).

Son usage est évidemment de concourir au soutien de la tête, et d'empêcher que les muscles ne soient dans une contraction permanente pour produire cet effet.

Mouvement de la colonne vertébrale. — La colonne vertébrale, grand levier anguleux, percé dans son intérieur, d'un canal destiné à loger

(1) Pour de plus amples détails, *voy. Anatomie de Girard*, 1.er vol., p. 246.

la moëlle épinière, est le centre de tous les mouvemens et attitudes de l'animal. Considérée sous le rapport de sa mobilité, elle peut opérer des mouvemens de totalité appropriés principalement à la colonne dorso-lombaire, et assez étendus, quoique le mouvement partiel de chaque vertèbre soit très-borné; ou bien encore une de ses régions peut se mouvoir isolément.

Les mouvemens généraux de la colonne vertébrale, sont la *flexion*, *l'extension*, et *l'inclinaison latérale.*

La flexion, mouvement dans lequel le rachis décrit un grand arc dont la convexité est supérieure, est presque constante dans la colonne dorso-lombaire du cheval, à laquelle cette disposition en voûte donne la force nécessaire, non seulement pour soutenir le poids des parties suspendues entre les deux bipèdes, comme l'observe judicieusement l'auteur de l'Anatomie vétérinaire; mais encore pour pouvoir supporter des fardeaux considérables.

L'extension, mouvement opposé au précédent dans lequel la colonne vertébrale est redressée ou même légèrement pliée en contre-bas, se trouve bornée dans la colonne dorso-lombaire par les apophyses épineuses, dont la direction et la largeur sont telles qu'elles se touchent bientôt et empêchent que ce mouvement ne soit étendu.

L'*inclinaison latérale* dans laquelle le corps décrit un arc de côté est assez facile et assez étendue; mais dans la région dorsale ce mouvement y est borné par les articulations des côtes, et dans la région lombaire par les apophyses transverses (1).

MOUVEMENS PROPRES A CHAQUE RÉGION DE LA COLONNE VERTÉBRALE.

Le cou peut opérer des mouvemens de flexion, d'extension, d'inclinaison latérale et de semi-rotation. Les trois premiers mouvemens sont variés et étendus dans cette région en raison de sa longueur et du peu de hauteur des apophyses épineuses.

Observons cependant que les mouvemens étendus par lesquels l'animal tourne subitement la tête, ne se passent point dans la région cervicale en général, mais exclusivement dans l'articulation de l'atlas avec l'axis. Quand à la semi-circumduction dans laquelle le cou décrit un cône dont la base est supérieure, c'est à la réunion du dos avec cette région que se trouve le centre de ce mouvement toujours très-obscur dans le cheval.

La région du dos perd de sa mobilité d'arrière en avant; la flexion, l'extension et l'inclinaison latérale y sont bornées en avant par le sternum,

(1) Voy. *Anatomie de Girard*, 1.er vol.

les apophyses épineuses et les côtes ; en arrière ces mouvemens y sont au contraire rendus faciles par l'absence de toutes ces causes.

Dans la région des lombes la facilité des mouvemens y est inverse ; ils sont obscurs postérieurement en raison de la fixité plus grande des parties, tandis qu'en avant ils deviennent beaucoup plus marqués. Il résulte donc de ce que nous venons de dire, que c'est à la réunion des régions dorsale et lombaire, ainsi que dans la région cervicale, que la colonne vertébrale offre le plus de mobilité (1).

ARTICULATION LOMBO-SACRÉE.

(*Ou sacro-vertébrale*).

Cette articulation, différente dans quelques points de celle des autres vertèbres, s'en rapproche néanmoins dans beaucoup d'autres.

Ainsi la dernière vertèbre lombaire s'unit avec le sacrum par le corps. Les apophyses articulaires, les lames vertébrales, l'apophyse épi-

(1) Observons que dans le cheval seulement et à une époque peu avancée de la vie, la soudure complète des apophyses transverses des deux dernières vertèbres lombaires contribue encore à donner plus de fixité à la partie postérieure des lombes.

neuse, au moyen des mêmes parties que celles qui servent à l'union des vertèbres entre elles. Le fibro-cartilage amphiarthrodial, les capsules synoviales, les ligamens jaunes, vertébraux, inter-épineux et sus-épineux ont dans cette articulation absolument la même disposition et la même structure que dans toute l'étendue de la colonne vertébrale. Mais dans le cheval seulement les apophyses transverses de la dernière vertèbre des lombes présentent à leur bord postérieur deux facettes articulaires oblongues légèrement concaves, encroûtées d'un cartilage, et destinées à recevoir deux éminences diarthrodiales que présente antérieurement le sacrum. Cette articulation peu mobile est enveloppée d'une capsule synoviale et affermie par quelques trousseaux fibreux; peu de synovie lubrifie les surfaces articulaires, dont la soudure s'effectue quelquefois dans les vieux sujets.

ARTICULATIONS DU THORAX.

Les côtes formant dans leur ensemble la cavité du thorax, s'appuient inférieurement, directement ou indirectement sur le sternum, et supérieurement sur les vertèbres dorsales. L'union des côtes avec les vertèbres du dos, se fait 1°. au moyen d'une tête reçue dans une cavité formée par le concours de deux vertèbres ; 2°. par une tubérosité et l'apophyse transverse de chaque vertèbre. La première de ces articulations a été nommée *costo-vertébrale*, et la seconde *costo-transversaire*.

Les articulations inférieures des côtes se font avec leurs cartilages dont les neuf antérieurs aboutissent au sternum, tandis que les neuf postérieurs sont simplement unis les uns aux autres.

ARTICULATION COSTO-VERTÉBRALE (1).

(*Énarthrose bornée.*)

La tête de la côte arrondie et légèrement détachée du reste de l'os par une espèce de col, offre deux facettes articulaires presque planes, une antérieure, l'autre postérieure, encroûtées d'un cartilage peu épais, et séparées par une échancrure.

Cette éminence diminue de grosseur d'avant en arriere, et la scissure qui, dans presque toutes les côtes, la sépare de la tubérosité, se transforme ordinairement dans les deux ou trois dernières.

(1) Les articulations supérieures des côtes ayant la plus grande ressemblance entr'elles, la description d'une seule est applicable à toutes les autres.

articulaire, de telle sorte qu'alors la facette postérieure de la tête et la tubérosité sont tout-à-fait confondues.

La cavité vertébrale formée par le concours de deux vertèbres à leur point de jonction, et proportionnée à la tête qu'elle reçoit, est encroûtée d'une lame cartilagineuse très-mince, et séparée en deux surfaces légèrement concaves par le fibro-cartilage intervertébral que l'on aperçoit dans son fond; sa forme varie dans le même rapport que celle de la tête des côtes.

Les moyens d'union et de mobilité de cette articulation sont deux ligamens, un inférieur, l'autre inter-articulaire et deux capsules synoviales entourées de faisceaux musculaires et tendineux.

Le *ligament inférieur*, constitue un faisceau fibreux, aplati, d'un blanc luisant, situé à la face inférieure de l'articulation, et attaché en avant sur le côté du corps de la vertèbre antérieure, en arrière près de la tête de la côte. Immédiatement appliqué sur l'articulation à laquelle il forme inférieurement une enveloppe épaisse et très-dense, il est en rapport par sa face interne avec la capsule synoviale antérieure, et par l'externe avec l'azigos, la plèvre et le cordon thoracique du nerf trisplanchnique.

Le *ligament inter-articulaire* placé dans l'adossement des deux capsules synoviales qui lui forment une gaîne, existe dans toutes les articulations costo-vertébrales. Très-court, légèrement arrondi dans son milieu et élargi à ses extrémités, il s'attache d'un côté dans l'échancrure qui sépare les deux surfaces articulaires de la tête de la côte, et de l'autre dans le fond de la cavité vertébrale au fibro-cartilage amphiarthrodial, dont il ne paraît être qu'un prolongement, comme il est facile de s'en assurer en sciant l'articulation de manière à les diviser l'un et l'autre en deux parties, dont une antérieure et l'autre postérieure.

Les *membranes synoviales*, au nombre de deux, sont séparées par le ligament inter-articulaire de telle façon que chaque capsule séreuse ne revêt que la moitié antérieure ou postérieure de l'articulation. Ces synoviales, très-peu étendues en raison du contact serré des surfaces articulaires, ne contiennent généralement qu'une très-petite quantité de synovie ; delà sans doute l'ankilose fréquente et souvent très-précoce de ces articulations. Elles sont en rapport par toute leur surface externe avec le ligament inférieur et quelques faisceaux musculaires et tendineux appartenant aux muscles de la masse commune. Dans les dernières de ces articulations costo-vertébrales, la membrane synoviale qui revêt la moitié postérieure des surfaces articulaires, se confond avec celle de l'articulation costo-transversaire, d'où résulte une seule cavité synoviale commune.

ARTICULATION COSTO-TRANSVERSAIRE.

(*Diarthrose planiforme*).

Chacune de ces articulations résulte du contact de deux facettes articulaires affermies dans leurs rapports par des ligamens, et enveloppées d'une capsule synoviale.

La facette articulaire de la côte, presque plane, située sur la tuberosité de cet os, diminue d'étendue d'avant en arrière et se trouve confondue dans les deux ou trois dernières côtes (comme nous l'avons déjà indiqué) avec la facette postérieure de la tête par une transformation naturelle de la scissure qui les sépare en surface articulaire; considérée dans cet état, elle est elliptique.

La facette correspondante de la vertèbre placée sur le côté externe de son apophyse transverse et toujours en rapport de forme et d'étendue avec la facette costale qui lui est contiguë, est de même que celle-ci encroûtée d'un cartilage diarthrodial. Dans les dernières vertèbres elle ne forme qu'une seule surface articulaire avec la facette postérieure de la cavité vertébrale destinée à recevoir la tête de la côte.

Les ligamens de cette articulation, que l'on peut à la rigueur distinguer en costo-transversaires moyen, inférieur et postérieur ne paraissent être que des faisceaux plus developpés de l'enveloppe fibreuse des parties articulaires; observons néanmoins que dans toute l'étendue de la région dorsale le *ligament costo-transversaire postérieur* est le plus développé et le plus distinct. Fixé d'une part au sommet de l'apophyse transverse, il s'attache de l'autre sur la partie non-articulaire et supérieure de la tuberosité. Ses fibres sont parallèles et recouvertes par les muscles sus-costaux (transverso-costaux).

Le ligament costo-transversaire moyen, faisceau court, plus développé dans les côtes antérieures que dans les postérieures, est fixé par ses deux extrémités, d'un côté dans la scissure de la côte, et de l'autre dans l'espace qui sépare l'apophyse transverse de la cavité vertébrale; il manque nécessairement dans les dernières côtes, puisque ces scissures sont transformées en surfaces articulaires.

Le *ligament-costo transversaire inférieur*, en général assez peu distinct, surtout postérieurement, s'implante au bas de chaque apophyse transverse, et sur la tubérosité de la côte. Ces trois ligamens sont réunis de telle manière, qu'on dirait au premier abord qu'une couche générale enveloppe toute l'articulation.

La membrane synoviale ne forme qu'une très-petite ampoule, contenant peu de synovie. Confondue, dans les deux ou trois dernières côtes, avec la capsule synoviale postérieure de l'articulation costo-vertébrale avec laquelle elle ne forme qu'une seule poche, elle en est distincte et séparée par le ligament costo-transversaire moyen, dans toutes les autres où le changement de la scissure costale en surface articulaire ne se fait pas remarquer.

Articulations des cartilages costaux.

Les cartilages costaux, de formes et de dimensions variables dans toutes les côtes, sont intimement unis par leurs extrémités supérieures, inégalement arrondies, aux extrémités de ces os qu'ils terminent inférieurement. On ne reconnaît dans ce mode d'union qu'une véritable continuité, très-évidente surtout lorsque ces cartilages sont ossifiés, car il devient alors facile d'observer en sciant l'os et le cartilage, qu'il n'existe aucune ligne de démarcation entre le tissu spongieux de l'un et de l'autre.

Dans le bœuf, la plus grande partie des côtes sternales forment avec leurs cartilages, une articulation par ginglyme. (*V*. Girard.)

Les articulations inférieures des cartilages costaux peuvent se rapporter à deux divisions; les unes sont particulières à ceux des côtes sternales, les autres à ceux des côtes asternales.

Chacun des cartilages sternaux porte à son extrémité inférieure, une surface condyloïde diarthrodiale reçue dans chacune des cavités latérales du sternum, encroûtées d'une lame cartilagineuse, et aussi variables de forme et d'étendue que les éminences qu'elles reçoivent. On trouve dans chacune de ces articulations, qui sont au nombre de huit seulement, parce que les deux dernières côtes se rendent dans la même cavité, un ligament antérieur, un postérieur et une capsule synoviale.

Le ligament antérieur, assez fort, est composé de fibres parallèles, qui s'attachent d'un côté à l'extrémité inférieure du cartilage, et de l'autre au sternum, en se confondant à ces deux insertions, avec le périchondre très-développé qui couvre ces deux parties.

Le ligament postérieur ne diffère du précédent que par sa position; les fibres qui le composent, moins apparentes cependant, affectent la même disposition, et sont généralement recouvertes par une assez grande quantité de graisse.

La membrane synoviale, très-peu étendue, est recouverte par les ligamens. La synovie qu'elle secrète est en si petite quantité, qu'il n'est pas rare de trouver dans les sujets adultes, la continuité des cartilages costaux avec le sternum.

Outre les ligamens que nous venons de décrire, et que l'on retrouve dans toutes les articulations des cartilages sternaux, il existe encore entre le neuvième de ces prolongemens et l'appendice abdominale du sternum, un faisceau fibreux assez mince, nommé *ligament costo-xiphoïdien*, qui se porte de l'un à l'autre, en s'épanouissant sur le cartilage xiphoïde, où il est recouvert par le muscle sterno-pubien (droit).

Les cartilages asternaux s'unissent entre eux, 1.° au moyen de productions musculaires placées dans les intervalles qui les séparent; 2.° au moyen d'un ligament jaune, qui, de l'extrémité inferieure de chaque cartilage, va s'attacher à celui qui le précède.

Dans le bœuf, la partie antérieure du sternum, sur laquelle s'articule la première côte gauche et droite, compose avec la partie postérieure de cet os, une articulation à surfaces contiguës encroûtées d'un cartilage et enveloppées d'une capsule synoviale. Les mouvemens dont elle est susceptible, doivent la faire ranger dans les ginglymes.

Mouvemens des côtes. Les côtes, dont les différens mouvemens sont appropriés au mécanisme de la respiration, sont susceptibles d'*élévation* et d'*abaissement*, correspondant à l'inspiration et à l'expiration; mouvemens, dont le premier, par une espèce de torsion qu'éprouvent les côtes sur leurs articulations supérieures et leurs cartilages détermine la dilatation de la poitrine, et le second, son resserrement par l'abaissement de ces os, et le retour des cartilages sur eux-mêmes.

Remarquons qu'en général les mouvemens de dilatation et de resserrement sont beaucoup plus sensibles à la partie postérieure de la poitrine, à cause de la plus grande mobilité des côtes asternales, qui ne sont fixées que par leurs articulations supérieures. Le peu de mobilité des côtes sternales s'explique par leur union serrée et la continuité presque constante chez l'adulte, des premières avec le sternum.

ARTICULATIONS DU BASSIN.

Le bassin, grande cavité formée par la réunion de plusieurs os, articulé antérieurement avec la colonne vertébrale, et inférieurement avec les fémurs, constitue l'extrémité postérieure du tronc.

ARTICULATION SACRO-ILIAQUE.

Cette articulation est formée du côté de l'ilium

par une surface de forme irrégulière, encroûtée d'une lame cartilagineuse peu épaisse, et du côté du sacrum par une autre surface rugueuse, également revêtue d'un cartilage. Une membrane synoviale et des ligamens distingués en *capsulaire*, *sacro-sciatique* et *sacro-épineux* sont les parties qui complètent cette union.

Le *ligament capsulaire* consiste en une multitude de faisceaux fibreux, courts et très-épais, abondans surtout à la face supérieure de l'articulation entre la surface iliaque et le sacrum, d'où quelques-uns se portent en avant sur l'apophyse transverse de la dernière vertèbre lombaire, et peuvent être comparés au *ligament ilio-lombaire* de l'homme.

La *capsule synoviale*, très-peu étendue en raison du contact serré des surfaces, est remarquable par la petite quantité de synovie qu'elle sécrète et le peu de poli qu'elle donne aux cartilages articulaires; aussi cette articulation est-elle une de celles dont la soudure est la plus fréquente dans les vieux chevaux; mais observons qu'avant qu'elle ne s'effectue, on trouve assez ordinairement entre les surfaces articulaires, une substance blanche, homogène, très-résistante, étendue d'abord dans quelques points de l'une à l'autre, ayant de l'analogie avec le centre des fibro-cartilages intervertébraux, et faisant de cette articulation une véritable diarthrose de continuité dont les moyens d'union finissent par s'ossifier complètement.

Le *ligament sacro-sciatique*, étendu en forme de membrane du bord latéral du sacrum à la crète sus-cotyloïdienne du coxal, maintient ces deux os dans leurs rapports respectifs, et sert à compléter les parois latérales de la cavité pelvienne. Formé de fibres blanches dont la direction est très-différente, et percé de plusieurs ouvertures qui donnent passage à des vaisseaux et à des nerfs, il est en rapport par sa face externe avec la grand fessier, et par sa face interne avec le plexus sacré et du tissu cellulaire.

Le *ligament ilio-sacré* constitue un faisceau très-fort, qui de l'angle interne de l'ilium se porte sur le sommet des apophyses épineuses du sacrum, où ses fibres confondues avec celles du ligament sus-épineux dorso-lombaire, établissent le mode d'union de ces apophyses, en se prolongeant jusque sur les premiers os coccigiens.

ARTICULATIONS SACRO-COCCIGIENNE, ET COCCIGIENNES.

La première de ces articulations, analogue à celle du corps des vertèbres, et pour laquelle chacun des os présente une surface arrondie, légèrement concave dans le sacrum, et convexe dans le premier os coccigien, est affermie par un fibro-cartilage, et quelques faisceaux fibreux.

Le fibro cartilage, intermédiaire aux deux os qu'il unit fortement, a la plus grande analogie avec ceux des vertèbres, seulement les lames concentriques y sont plus apparentes, en même temps que la substance pulpeuse centrale, est moins abondante.

Les faisceaux fibreux disposés autour de l'articulation qu'ils affermissent, en lui formant une espèce d'enveloppe, plus développés aux faces supérieure et inférieure de l'articulation, ont reçu les noms de *ligament sacro-coccygien* supérieur et *sacro coccygien inférieur*. Le premier, plus distinct, complette en arrière le canal rachidien et se continue antérieurement avec le ligament sus-épineux sacré; tous deux sont en rapport avec les muscles de la queue, les fibro-cartilages, et les os dont ils assurent la solidité des rapports.

L'union de tous les coccygiens entre eux se fait absolument de la même manière que celle du sacrum avec le premier de ces os, et constitue de même une amphiarthrose affermie par les ligamens précédemment décrits.

Les mouvemens variés et étendus dont jouissent les articulations de la queue dépendent autant de la flexibilité des fibro-cartilages intermédiaires que de leur épaisseur; mais la soudure souvent très-précoce du sacrum avec le premier os coccygien doit nécessairement diminuer l'étendue des mouvemens de cette partie.

ARTICULATION, OU SYMPHISE ISCHIO-PUBIENNE.

L'union des os du bassin, à laquelle on a presque exclusivement conservé le nom de symphyse, se fait par les bords internes des ischium et des pubis, entre lesquels il existe une lame fibro-cartilagineuse.

Ce fibro-cartilage, assez épais et flexible dans le jeune âge, s'ossifie de bonne heure, et de cette diarthrose de continuité, il résulte une synarthose sur laquelle on remarque encore supérieurement et inférieurement quelques faisceaux fibreux qui ne paraissent être que des restes du périchondre.

Dans les vaches qui font veaux, la symphyse ischio-pubienne conserve long-temps sa mobilité; et la flexibilité de cette union persiste toute la vie dans les brebis portières (*Voy.* Girard.)

Les articulations du bassin jouissent en général d'une très-grande fixité qui rend cette partie du tronc très-propre à servir de point d'appui solide aux fémurs, et à protéger efficacement les organes qu'elle renferme. Mais quoique les mouvemens de l'articulation sacro-iliaque soient très-bornés, ce qui était nécessaire pour que l'impulsion donnée par les membres postérieurs fut transmise sans aucune perte à la colonne vertébrale, elle jouit néanmoins d'une certaine mobilité propre à amortir l'ébranlement qui serait communiqué au tronc dans les percussions violentes des membres sur le sol.

ARTICULATIONS DES MEMBRES.

Ecoutons ce que nous dit à ce sujet le professeur Girard dans son *Traité d'Anatomie.*

« Les membres constituent quatre colonnes réunies et mises en rapport par le bras de levier que forme le rachis ; disposés aussi favorablement pour le soutien du corps que pour sa translation, ils diffèrent entre eux par leur construction et par le mode de leurs fonctions.

» Les membres antérieurs (c'est le même qui parle), préposés au soutien du corps, forment deux espèces de piliers droits, et solidement établis pour la fonction qu'ils ont à remplir.

» Leurs rayons supérieurs très-inclinés et simplement attachés au thorax par des muscles dont l'action est soutenue par deux productions fibreuses jaunes, provenant de l'extrémité postérieure du ligament cervical, et étendues à la face interne du rhomboïde (dorso-sous-capulaire), réunissent toutes les conditions propres à assurer les mouvemens imprimés de bas en haut, et à amortir la violence des réactions (1).

Les épaules surtout offrent la disposition la plus favorable pour la sûreté des mouvemens et pour la solidité des membres. Les deux scapulum unis l'un à l'autre par le garrot, forment, comme l'a très-bien observé Bracy Clarck, une espèce de voûte à la face interne de laquelle s'attachent les principaux muscles qui maintiennent ces os fixés au thorax, de sorte que plus le poids du tronc embrassé par cette voûte sera considérable, plus les extrémités supérieures de la voûte tendront à se rapprocher et à affermir les épaules.

ARTICULATION DES MEMBRES ANTÉRIEURS.

(*Articulation scapulo-humérale*, *arthrodie*).

Cette articulation formée par la tête de l'humérus et la cavité des scapulum, est enveloppée d'une capsule synoviale et d'un ligament capsulaire qui l'affermit.

L'éminence articulaire de l'humérus, peu détachée du reste de l'os, et beaucoup plus large que n'est étendue la cavité qui la reçoit, est re-

(1) Ce mode d'union des membres antérieurs avec le tronc est une véritable *syssarcose*.

vêtue d'une couche cartilagineuse, plus épaisse au centre qu'à sa circonférence.

La cavité glénoïde du scapulum, superficielle, ovalaire, et bien moins étendue que la tête de l'humérus sur laquelle elle se meut, est échancrée antérieurement, et encroûtée d'un cartilage plus mince au centre qu'à ses bords (1).

Le *ligament capsulaire*, seul lien destiné à assurer la solidité du rapport des surfaces articulaires, forme une gaîne conique, ouverte par ses deux extrémités, fixée supérieurement à quelque distance du contour de la cavité glénoïde, et inférieurement, près de la circonférence du cartilage de la tête de l'humérus.

Remarquable par son étendue, telle qu'elle permet d'écarter de deux travers de doigts au moins, les surfaces articulaires l'une de l'autre, ce ligament très-fort est composé de fibres entrelacées dans différentes directions, et réunies antérieurement en deux faisceaux aplatis, très-distincts, qui du pourtour de la cavité du scapulum antérieurement, se portent en divergeant sur l'articulation, où quelques trousseaux fi-

(1) Dans l'homme il existe sur le contour de la cavité glénoïde un espèce de bourrelet fibreux, continu avec le cartilage diarthrodial, appelé *ligament glénoïdien*, dont on ne trouve acucun rudiment dans le cheval.

breux croisent leur direction, et vont se fixer aux éminences latérales non articulaires de l'extrémité supérieure de l'humérus. (Trochiter et trochin).

Il est en rapport antérieurement avec un paquet graisseux, très-gros, qui le sépare du tendon coraco-cubital, et dans tout le reste de son étendue avec les muscles sus et sous-épineux, sous-scapulaire et coraco-huméral qui l'affermissent. Sa face interne est partout en contact avec la membrane synoviale.

La membrane synoviale, très-étendue, et déployée sur toute la face interne du ligament capsulaire et la marge articulaire des deux os, présente une grande quantité de franges synoviales, et secrète une abondante synovie.

Les *mouvemens* de cette articulation, étendus et variés, sont rendus possibles dans tous les sens, par la laxité des liens articulaires, et la disproportion d'étendue des surfaces; c'est aussi par ces mêmes raisons qu'elle est plus exposée aux luxations. Dans ces déplacemens presque toujours incomplets, la cavité du scapulum portée en dedans, se loge ordinairement dans une rainure profonde qu'elle se creuse sur la rive interne de la tête de l'humérus, et toute réduction devient dès-lors impossible.

Articulation huméro-radiale *

Cette articulation, qui constitue un ginglyme angulaire parfait, résulte du contact de la surface articulaire inférieure de l'humérus avec les surfaces diarthrodiales supérieures du radius et du cubitus.

La première de ces surfaces, convexe d'avant en arrière et encroûtée d'un cartilage, est formée du côté interne par une éminence condyloïde, et du côté externe par une trochlée que sépare une gorge superficielle dans le fond de laquelle se remarque une fossette synoviale de forme irrégulière, dépourvue de cartilage et seulement tapissée par la synoviale comme toutes les cavités de ce genre.

La seconde surface articulaire formée en grande partie par l'extrémité supérieure du radius, et disposée de manière à ce qu'il y ait réception réciproque entre les éminences et les cavités articulaires des deux os, est complétée en arrière par la face antérieure concave de l'olécrâne, dont le prolongement situé au-dessus de la surface diarthrodiale se loge pendant l'extension dans la fosse

* Cette articulation que l'on pourrait encore appeler *huméro radio*-cubitale, du nom des trois os qui la composent, a été jusqu'ici improprement appelée *huméro*-cubitale, puisque le radius a la principale part dans sa formation.

inférieure de l'humérus. Le cartilage qui revêt ces surfaces, assez épais, principalement sur les points saillans, est interrompu à l'olécrâne par une cavité synoviale très-étendue qu'il faut bien se garder de prendre pour une dénudation morbide.

Cette articulation pourvue d'une membrane synoviale qui en assure la mobilité par l'abondante synovie qu'elle secrète, est affermie par deux ligamens latéraux, un ligament capsulaire, et les tendons des muscles qui passent à sa surface.

Les ligamens latéraux, distingués en externe et interne, et immédiatement appliqués sur la synoviale, constituent deux cordons arrondis, composés de fibres parallèles très-serrées. Ils sont attachés supérieurement, sur les côtés de l'humérus au-dessus du condyle et de la trochlée, et inférieurement aux tubérosités supérieures du radius, sur lequel l'interne, le moins fort, se prolonge pour recouvrir l'insertion des muscles fléchisseurs de l'avant-bras.

Le *ligament capsulaire* très-fort à la face antérieure de l'articulation où il fournit une large bride (1) qui s'attache à l'humérus, en devant, et à quelque distance de la marge articulaire de cet os, disparaît totalement sur les autres faces de l'articulation où il est remplacé par les ligamens latéraux avec lesquels quelques-unes de ses fibres

(1) Espèce de ligament antérieur.

se confondent, et par les tendons qui adhèrent intimement à la capsule synoviale aux endroits où ils se trouvent en contact avec elle. Recouvert par des muscles, il est en rapport avec la synoviale et quelques pelotons graisseux.

La membrane synoviale, remarquable par les connexions étroites qu'elle a avec toutes les parties adjacentes, se prolonge inférieurement dans l'arcade formée par la face interne de l'olécrâne où elle tapisse le tendon commun de plusieurs muscles, qui s'y trouve logé.

La flexion et l'extension sont les seuls mouvemens que puisse opérer cette articulation, dont la solidité dans le sens transverse est assurée par l'enclavement des surfaces articulaires, et à laquelle la position de l'olécrâne forme un appui qui la rend propre à résister en arrière.

ARTICULATION RADIO-CUBITALE.

Dans le cheval adulte, le cubitus ne forme qu'une appendice du radius, avec lequel il est réuni et confondu dans ses deux tiers inférieurs à peu près; quelques trousseaux fibreux circulaires unissant supérieurement ces deux os, ressemblent assez par leur disposition et leurs usages au ligament annulaire de cette articulation dans l'homme.

Il résulte de la soudure, toujours précoce du radius et du cubitus dans le cheval, que même dans le très-jeune sujet tout mouvement est impossible entre ces deux os, qui au contraire jouissent d'une très-grande mobilité l'un sur l'autre, dans le chien et le chat. En effet, chez ces animaux comme dans l'homme, il existe entre les deux os de l'avant-bras des articulations qui leur permettent des mouvemens de rotation l'un sur l'autre. L'on n'observe, non plus que dans le cheval, rien de semblable dans le bœuf, chez lequel cependant le cubitus est plus développé que dans le premier quadrupède.

ARTICULATION DU GENOU (1).

Legenou ou le carpe comprend 1° l'articulation radio-carpienne; 2° les articulations des os carpiens entre eux, que l'on peut appeler carpiennes; 3° l'articulation carpo-métacarpienne.

La première, ainsi appelée du nom des os qui concourent à la former, résulte du contact de l'extrémité inférieure du radius avec les quatre os carpiens formant la première rangée, et constitue un ginglyme angulaire parfait par l'enclave-

(1) Encore improprement appelée dans le cheval articulation *cubito*-carpienne, puisque le *cubitus* ne concourt point à sa formation.

ment réciproque des surfaces articulaires revêtues d'un cartilage comme dans toutes les articulations de ce genre.

Les secondes articulations appelées carpiennes, comprennent, 1° l'articulation résultant du contact des surfaces inférieures de la première rangée des os du carpe, à l'exception de l'os crochu, avec les supérieures des trois os formant la seconde rangée; 2° les articulations formées par les facettes diarthrodiales que présentent les os carpiens de la même rangée à leurs points de contact (diarthroses planiformes.) Toutes ces surfaces articulaires sont encroûtées d'une lame cartilagineuse peu épaisse.

La troisième enfin, ou l'articulation carpo-méta-carpienne, se fait par les surfaces diarthrodiales inférieures des trois os de la seconde rangée, et la face supérieure des métacarpiens.

Des ligamens, distingués en *latéraux, postérieur capsulaire*, *inter-osseux* et trois membranes synoviales, sont les moyens d'union et de mobilité des parties articulaies. Les uns, comme les ligamens latéraux postérieurs et capsulaires, sont communs aux trois articulations; les autres sont propres à chacune d'elles, ou même à chaque os : les capsules synoviales doivent être rangées dans le premier cas, et les ligamens inter-osseux dans le second.

Les *ligamens latéraux* constituent deux gros cordons arrondis, tordus dans leur milieu, placés aux côtés externe et interne de l'articulation. Ils s'attachent par leurs extrémités élargies, supérieurement aux tubérosités inférieures du radius, inférieurement aux péronés ainsi qu'au métacarpien principal, et dans le reste de leur étendue, sur les parties latérales de tous les os carpiens. L'os sucarpien se trouve fixé au ligament latéral externe par une forte bride, qui concourt à la formation de l'arcade carpienne. Ces ligamens, composés de fibres blanches parallèles, très-serrées, qui, dans l'externe, forment deux faisceaux distincts affectant une direction différente, se confondent en arrière avec le ligament postérieur, et antérieurement avec les fibres extérieures du ligament capsulaire.

Le *ligament postérieur*, situé à la face postérieure de l'articulation, à laquelle il forme de ce côté une enveloppe épaisse et très-dense, s'attache, 1.° à l'extrémité inférieure du radius, 2.° aux os carpiens qu'il tient étroitement unis ; 3.° à l'extrémité supérieure des métacarpiens ; à cette dernière insertion ce ligament fournit une large bride au tendon du muscle fléchisseur profond, se réunit au tendon carpo-phalangien, et se confond avec les ligamens latéraux, en s'épanouissant sur la face interne de l'os sucarpien qu'il fixe solidement. Par sa face interne sur laquelle se déploie la synoviale tendineuse de l'arcade carpienne, il facilite le glissement des tendons, et par sa densité due à la texture serrée de ses fibres, qui se croisent en X, il assure en arrière la solidité de cette articulation.

Le ligament capsulaire, immédiatement appliqué sur les capsules synoviales desquelles il est extrêmement difficile de le séparer, n'existe qu'à la face antérieure de l'articulation à laquelle il forme une demi-enveloppe très-épaisse. Fixé par ses deux extrémités au radius et aux métacarpiens, il adhère à tous les os carpiens et aux ligamens inter-osseux antérieurs. Il est remplacé postérieurement et sur les côtés, par les ligamens précédemment décrits, dont il n'est distinct que par la direction transversale de ses fibres. Sa face externe lisse, polie, et tapissée par des synoviales tendineuses, concourt à la formation des coulisses dans lesquelles glissent les tendons des muscles extenseurs.

Les ligamens inter-osseux disposés par petites bandes très-courtes, et composés de fibres blanches très-serrées, peuvent être distingués en antérieurs et postérieurs. Les premiers, recouverts par le ligament capsulaire auquel ils adhèrent, sont dirigés transversalement à la face antérieure des os de la même rangée, qu'ils tiennent unis. Parmi les seconds, dont la situation est plus profonde, les uns s'implantent d'un côté aux os du carpe, et de l'autre se confondent avec le ligament postérieur dont ils ne semblent être que des prolongemens; tandis que les autres se portent verticalement des os d'une rangée à ceux de l'autre; tous ont une de leurs faces recouverte par la synoviale de l'articulation à laquelle ils appartiennent.

Les capsules synoviales, au nombre de trois, une pour chaque articulation, parfaitement distinctes et séparées l'une de l'autre sans qu'il existe aucune communication entre les sacs qu'elles forment, sont disposées de la manière suivante.

La supérieure, la plus étendue, se déploie sur les différens points de l'articulation radio-carpienne, et s'étend inférieurement jusque vers le milieu des os formant la première rangée, tapissant les facettes supérieures par lesquelles ces os se touchent.

La moyenne, commune à la plus grande partie des articulations carpiennes, mais principalement à l'union des deux rangées de ces os, s'adosse supérieurement avec la première, d'où résulte le médiastin qui les sépare, et se prolonge inférieurement sur la moitié supérieure des os de la seconde rangée.

L'inférieure enfin, la moins étendue en raison du contact serré des surfaces articulaires qu'elle tapisse, s'unit supérieurement avec la synoviale moyenne, de manière à ne laisser aucune communication entre les deux cavités qu'elles forment.

Ces différentes capsules synoviales qui tapissent les marges articulaires du radius, des os du carpe et du métacarpe, sont toutes en rapport par leur face externe, avec les ligamens capsulaires, latéraux, postérieur, et inter-osseux.

Outre les moyens d'union que nous venons d'examiner, toutes les parties articulaires sont encore enveloppées en masse, par une gaîne fibreuse, partout continue, destinée à maintenir antérieurement les tendons des muscles extenseurs, et postérieurement à compléter l'arcade carpienne, en se portant d'un côté à l'autre du genou; elle contribue à assurer la solidité de cette articulation, dont les mouvemens dans le cheval sont bornés à la flexion et à l'extension.

Dans le bœuf, le chien et le chat, le cubitus concourt à la formation de la première articulation du carpe.

Articulations métacarpiennes.

Les trois os du métacarpe unis entre eux dans presque toute leur étendue, par des faisceaux fibreux circulaires que l'on peut comparer aux ligamens dorsaux et palmaires de la même région dans l'homme, et qui existent même entre les points de contact de ces os (1), sont contigus supérieurement par des facettes diarthrodiales, sur lesquelles se prolongent la synoviale de l'articulation inférieure du carpe, les ligamens latéraux et le ligament postérieur.

Les os du métacarpe étant donc très-étroitement unis entre eux dans le cheval, ne jouissent d'aucun mouvement sensible l'un sur l'autre.

Articulation métacarpo-phalangienne.

Trois surfaces diarthrodiales appartenant, l'une au métacarpien principal, les deux autres à la première phalange et aux grands sésamoïdes; deux ligamens latéraux, un ligament capsulaire et une synoviale, sont les parties qui concourent à la formation de cette articulation que l'on peut rapporter au ginglyme angulaire parfait.

La surface articulaire inférieure du métacarpien convexe d'avant en arrière, est séparée en deux parties, par une éminence médiane arrondie et très-élevée.

Celle du premier phalangien présente deux

(1) Ces fibres intermédiaires qui semblent remplacer les muscles interosseux que l'on trouve dans les animaux, chez lesquels les os du métacarpe sont mobiles les uns sur les autres, s'ossifient assez fréquemment dans le cheval.

concavités latérales que sépare une gorge moins évasée, mais plus profonde, destinée à recevoir les éminences diarthrodiales du métacarpe.

Les grands sésamoïdes situés à la face postérieure de l'articulation qu'ils complètent en arrière par leur face antérieure diarthrodiale, sont simplement unis entre eux au moyen d'une couche de tissu fibreux. Ils sont maintenus en place inférieurement par deux fortes brides ligamenteuses superposées venant de la face postérieure du premier phalangien, et supérieurement par les deux divisions du tendon carpo-phalangien qui viennent s'y attacher. Par leur face postérieure ils forment l'arcade sésamoïdienne.

Les *ligamens latéraux*, au nombre de deux distingués, en externe et interne, naissent des parties latérales de l'extrémité inférieure du métacarpien auquel ils s'attachent en s'élargissant, descendent sur les côtés de l'articulation, en se confondant avec le ligament capsulaire, et viennent se fixer à l'extrémité supérieure du premier phalangien; ces deux cordons arrondis, en rapport par leur face interne avec la capsule synoviale, sont composés de fibres parallèles très-serrées, dont quelques faisceaux se confondent sur les côtés avec la production ligamenteuse qui fixe les sésamoïdes.

glisse le tendon du muscle fléchisseur profond, maintient efficacement en arrière le rapport des surfaces articulaires auxquelles il sert de moyen d'union.

Ajoutons que les tendons des muscles fléchisseurs et extenseurs qui passent en avant et en arrière de cette articulation, sur laquelle ces derniers s'élargissent, et tiennent lieu de ligament capsulaire, ne contribuent pas peu à l'affermir.

La flexion et l'extension sont les seuls mouvemens qu'elle puisse opérer.

Articulation du second phalangien avec le troisième et l'os sésamoïde.

Ginglyme angulaire imparfait.

L'extrémité inférieure du second phalangien, bi-convexe et encroûtée d'un cartilage, est contiguë dans cette articulation à la face supérieure bi-concave de l'os du pied, et du petit sésamoïde; une synoviale revêt toutes ces surfaces, dont quatre ligamens et des tendons maintiennent les rapports.

Les *ligamens*, au nombre de deux de chaque côté, sont distingués en latéraux antérieurs et latéraux postérieurs.

Le *ligament latéral antérieur*, situé à la face latérale antérieure de l'articulation, consiste en un cordon aplati, très-court, fixé supérieurement sur le côté du second phalangien, et inférieurement à l'os du pied en dehors de l'éminence médiane et antérieure de cet os, dans une petite excavation. Placé en rapport par sa face externe avec quelques fibres divergentes du tendon extenseur, il est en partie recouvert par l'extrémité antérieure du cartilage latéral de l'os du pied, auquel il adhère intimement, et dont il acquiert souvent la densité et l'aspect dans les vieux chevaux (1). Sa face interne est étroitement unie à la capsule synoviale qu'il soutient efficacement à cet endroit.

Le *ligament latéral postérieur*, placé en dehors et à quelque distance du précédent, dont il ne diffère que par sa plus grande longueur, s'attache d'une part sur le côté de l'extrémité supérieure du second phalangien, où il se confond avec le ligament qui unit celui-ci au premier, et de l'autre à l'extrémité du petit sésamoïde, en s'élargissant et se contournant à la face postérieure du pied, où il est recouvert par une partie du coussinet plantaire. Par sa face interne il répond à la synoviale articulaire. Outre cette union du

(1) Cette transformation du ligament latéral antérieur est fort importante à connaître, afin de ne pas l'intéresser dans l'opération du javart cartilagineux, car son excision est souvent suivie d'accidens fort graves.

petit sésamoïde avec le premier et le second pharyngiens, cet os, placé à la face postérieure et inférieure de l'articulation qu'il complète et affermit en arrière, est encore contigu à l'os du pied par une surface diarthrodiale alongée, sur laquelle se prolonge la synoviale articulaire, et maintenu dans ses rapports avec l'os du pied par des faisceaux ligamenteux courts, parallèles, très-serrés, tapissés à leur face externe par la synoviale du tendon perforant.

La capsule synoviale, peu étendue, et fortement affermie par le tendon extenseur, et les ligamens aux endroits où elle leur est unie, ne se trouve soutenue entre le ligament latéral antérieur et le postérieur, que par la face interne du cartilage de l'os du pied, duquel la sépare un tissu cellulaire légèrement condensé et traversé par quelques grosses branches veineuses (1).

(1) Si la connaissance précise des rapports de la synoviale avec le cartilage est importante, afin de pratiquer l'extirpation de ce corps sans ouvrir la capsule articulaire, il existe encore une autre disposition non moins essentielle à connaître : c'est l'espèce de boursouflement que forme cette capsule entre les deux ligamens, lorsque le pied est dans la flexion, et qui en rend l'excision ou même l'enlèvement d'une certaine portion très faciles. On obvie à ces accidens en tenant le pied dans l'extension pendant le moment de l'opération.

Les mouvemens de cette articulation ne sont point bornés à l'extension et à la flexion, comme dans les autres articulations phalangiennes ; l'enclavement plus superficiel des surfaces articulaires dans celle-ci leur permet d'exécuter un léger mouvement de semi-rotation les unes sur les autres.

Faisons observer en terminant que l'inclinaison des rayons inférieurs, à partir de l'articulation métacarpo-phalangienne jusqu'à terre, contribue beaucoup à alléger le poids du corps et à soulager les pieds ; car par l'effet de cette seule direction oblique, observe M. Girard, une partie du fardeau se trouve disséminée et perdue, et c'est pour cela, ajoute ce professeur, que les chevaux droits sur leurs boulets sont exposés à butter, qu'ils marchent avec moins d'aisance que ceux qui sont bien conformés, et chez lesquels la diminution progressive de hauteur du sabot de la pince vers les talons, rejette encore le poids du corps sur cette partie du pied où l'élasticité réside principalement.

ARTICULATIONS DES MEMBRES POSTÉRIEURS.

Les différens modes de progression s'exerçant principalement par les mouvemens que les membres postérieurs impriment au rachis, il fallait nécessairement que leurs rayons supérieurs fussent articulés de manière à transmettre sans aucune perte au tronc, l'impulsion produite par le mécanisme de leurs rayons inférieurs; aussi avons-nous vu que la partie du bassin qui forme le premier rayon de ces membres, et qui sert de point d'appui solide aux fémurs, est étroitement liée avec la colonne vertébrale, au moyen de son articulation avec le sacrum.

ARTICULATION COXO-FÉMORALE.

On donne ce nom à l'énarthrose qui résulte du contact de la tête du fémur avec la cavité cotyloïde du coxal.

La tête du fémur, détachée du reste de l'os par un col, et encroûtée d'un cartilage, présente du côté interne une excavation à parois rugueuses, dépourvue de cartilage diarthrodial, destinée à donner implantation aux ligamens inter-articulaires.

La cavité cotyloïde, de même forme que la tête qu'elle reçoit, et échancrée du côté interne, offre à son centre un enfoncement irrégulier, dépourvu de cartilage d'encroûtement, pour l'attache d'un ligament. Cette cavité porte à son contour un espèce de bourrelet fibro-cartilagineux, qui lui donne plus de profondeur, embrasse exactement la circonférence de la tête du fémur, et prévient les déplacemens; de cette espèce de lèvre appelée *ligament cotyloïdien*, et beaucoup plus développée dans le bœuf que dans le cheval, émane une bandelette de même nature, qui se porte d'un côté à l'autre de l'échancrure de la cavité cotyloïde, qu'elle convertit en trou en réunissant ses deux bords.

Trois ligamens, un capsulaire et deux inter-articulaires, assurent la solidité de cette articulation, dont une synoviale facilite les mouvemens.

Le *ligament capsulaire* formant une enveloppe non interrompue à toute l'articulation, s'attache supérieurement près de la circonférence de la cavité cotyloïde, ainsi qu'à la bride fibreuse qui ferme son échancrure, et inférieurement à quelque distance du pourtour de la tête du fémur. Composé de fibres dont les supérieures affectent une direction circulaire, il est recouvert par les muscles petit fessier, obturateurs, fémoral, grêle, fémoral antérieur, et séparé dans quelques points de la synoviale par des pelotons graisseux.

Ligamens inter-articulaires. —*Le ligament coxo-femoral*, encore appelé ligament rond, consiste en un faisceau inégalement arrondi, très-court, élargi à ses extrémités, fixé d'une part sur la surface raboteuse située dans le fond de la cavité cotyloïde, et de l'autre dans l'excavation rugueuse de la tête du femur.

Le *ligament pubio-fémoral*, beaucoup plus long que le précédent, et particulier aux monodactyles, est formé par des fibres provenant du tendon d'insertion des muscles abdominaux. Il passe dans une gouttière située à la face inférieure du pubis, pénètre dans la cavité cotyloïde à la faveur de son échancrure dont les deux bords sont réunis, se dirige en dehors et en bas, s'accole au ligament précédemment décrit, et va s'insérer avec lui dans l'excavation de la tête du fémur en traversant l'articulation, et recevant une enveloppe de la synoviale articulaire (1).

La *capsule synoviale*, assez étendue, se déploie sur les ligamens capsulaires et inter-articulaires,

(1) Pour se faire une juste idée de la force de résistance de ces ligamens inter-articulaires, il suffit, je crois, de jeter les yeux sur deux pièces qui font partie du cabinet des collections de l'Ecole vétérinaire d'Alfort : elles ont été recueillies sur un cheval, qui, en se livrant à des efforts violens pour surmonter le poids d'un fardeau qu'il traînait, se fractura la tête des fémurs en deux parties, dont l'une, la moins considérable, resta dans la cavité cotyloïde attachée aux ligamens qui ne paraisaient pas avoir éprouvé le moindre tiraillement.

et présente à sa face interne des franges, abondantes surtout aux points d'insertion des ligamens internes.

Cette articulation jouit de tous les genres de mouvemens, mais l'abduction y est bornée par le ligament pubio-femoral, dont la disposition, ainsi que celle de la bride fibreuse qui le maintient, sont telles que la rotation de la tête du fémur dans la cavité cotyloïde ne doit être et n'est en effet que très-peu étendue dans le sens de ce mouvement.

ARTICULATION FÉMORO-TIBIALE.

De toutes les articulations que l'on rencontre dans le corps de l'animal, la plus compliquée est sans contredit celle formée par les condyles inférieurs du fémur et les surfaces de l'extrémité supérieure du tibia ; on la nomme, du nom des deux os qui la composent, *articulation fémoro-tibiale*.

Les condyles du fémur, de grosseur et de forme à peu près égales, et d'une étendue plus grande que les surfaces du tibia sur lesquelles ils s'appuient, sont encroûtés d'un cartilage. Séparés l'un de l'autre par une profonde échancrure, ils portent chacun en dehors une fossette raboteuse pour l'implantation de ligamens.

Les deux surfaces articulaires du tibia, arrondies, presque planes et revêtues d'une lame cartilagineuse, sont séparées l'une de l'autre par une éminence pyramidale articulaire, sur ses côtés seulement.

Deux fibro-cartilages inter-articulaires ou menisques, deux ligamens latéraux, deux ligamens internes croisés, un capsulaire, et deux membranes synoviales sont, avec les ligamens antérieurs de la rotule, les moyens d'union et de mobilité de cette articulation.

Les *fibro-cartilages*, au nombre de deux, de même forme à peu près, et placés entre les surfaces articulaires du fémur et du tibia représentent deux disques orbiculaires ouverts du côté de l'éminence médiane du tibia; ces lames cartilaginiformes, biconcaves, très-élastiques, s'amincissent graduellement de la circonférence au centre, qui est constamment percé. Fixés par leurs extrémités antérieures, en avant de l'éminence pyramidale du tibia, où leurs fibres se réunissent, l'interne s'attache en arrière dans l'échancrure qui sépare les deux surfaces condyloïdes du tibia, tandis que l'externe s'insère, d'une part, à la face postérieure de cet os, à quelque distance du cartilage diarthrodial, au moyen d'une bande fibreuse aplatie, et de l'autre, au-dessus de l'échancrure qui sépare les deux condyles du fémur, par une autre bride de même largeur, mais plus longue que la première.

Ces menisques, composées de fibres circulaires dont la texture devient inextricable à leur centre, ont leurs faces lisses, contiguës aux surfaces articulaires du fémur et du tibia, et recouvertes par les synoviales.

Les *ligamens latéraux*, au nombre de deux, et distingués en externe et interne, s'attachent supérieurement sur le côté des condyles du fémur, et inférieurement aux tubérosités externe et interne du tibia; de cette dernière insertion le premier se prolonge sur la tête du péroné, où il se confond avec le tendon de l'extenseur latéral du pied. Ces ligamens, dont l'interne est le moins fort, élargis à leurs points d'implantation sur les os qu'ils unissent, adhèrent aux capsules synoviales et aux fibro-cartilages inter-articulaires qu'ils maintiennent.

Les *ligamens croisés*, situés très-profondément entre les surfaces articulaires, et maintenus dans l'adossement des deux capsules synoviales, sont au nombre de deux et disposés de la manière suivante : l'interne se porte obliquement de haut en bas et d'avant en arrière de l'échancrure du fémur à la face supérieure et un peu postérieure du tibia, tandis que l'externe, venant également de l'excavation raboteuse du fémur, va se fixer en arrière de l'éminence pyramidale de l'os de la jambe, en suivant une direction oblique de haut en bas et d'arrière en avant; ils sont composés de fibres parallèles réunies en faisceaux distincts et entourées de quelques pelotons graisseux.

Le *ligament capsulaire*, très-peu étendu, consiste dans quelques trousseaux fibreux très-forts épanouis à la face postérieure de l'articulation, et confondus avec les brides de même nature qui fixent le fibro-cartilage inter-articulaire externe.

Les *capsules synoviales*, au nombre de deux, et séparées dans le milieu de l'articulation par les ligamens croisés, se déploient sur les surfaces articulaires et sur les fibro-cartilages, en formant deux sacs isolés l'un de l'autre dans le milieu de l'articulation par la cloison qui résulte de leur adossement. Recouvertes antérieurement par un peloton graisseux qui les sépare des ligamens rotuliens antérieurs, et unies supérieurement avec la synoviale de l'articulation fémoro-rotulienne; la capsule externe est en rapport avec le tendon de l'extenseur antérieur du pied, qu'elle tapisse, et avec celui du fléchisseur oblique de la jambe qui passe entr'elle et le ligament latéral externe.

Dans tout le reste de leur étendue, elles adhèrent aux ligamens latéraux et capsulaire.

Cette articulation, dont la solidité est encore affermie antérieurement par les trois ligamens rotuliens, peut exécuter des mouvemens d'extension, de flexion et de côté; elle doit, par conséquent, être rangée dans les ginglymes angulaires imparfaits.

ARTICULATION FÉMORO-ROTULIENNE.

Cette articulation se compose des deux surfaces diarthrodiales de la rotule et du fémur; elle est tapissée par une membrane synoviale, et affermie par cinq ligamens.

La surface articulaire du fémur, située en avant de l'extrémité inférieure de cet os, représente une trochlée dont le bord interne est le plus gros et le plus élevé; elle est encroûtée d'un cartilage assez épais qui se continue quelquefois avec celui des condyles du fémur, et d'autres fois en est séparé par un léger sillon.

La surface diarthrodiale de la rotule, généralement moins étendue que celle du fémur sur laquelle elle se meut, est partagée en deux cavités superficielles de grandeur inégale, par une éminence arrondie d'un côté à l'autre, et alongée de haut en bas.

Les ligamens peuvent être distingués en antérieurs et latéraux.

Les premiers, situés en avant de l'articulation fémoro-tibiale, constituent trois cordons aplatis, d'inégale grosseur, réunis par les aponévroses auxquelles ils donnent attache, et dont ils ne sont distincts que par la direction perpendiculaire et parallèle de leurs fibres ; ils s'insèrent par leurs extrémités supérieures sur la surface antérieure de la rotule, et inférieurement à l'épine tibiale où se trouve une fossette raboteuse pour l'attache du ligament mitoyen ; en rapport par leur face externe avec les aponévroses des muscles ischio-tibiaux et fascia lata ; leur face interne est en regard avec un coussinet graisseux qui les sépare des capsules synoviales des deux articulations.

Les ligamens latéraux, faisceaux aplatis et très-minces, dont l'externe est le plus fort, se portent des parties latérales de la rotule, au-dessus des condyles du fémur où ils s'implantent en passant sur la capsule synoviale qu'ils affermissent.

La *capsule synoviale*, très-étendue, n'affecte pas la même disposition dans tous les chevaux. Ainsi, dans quelques-uns, il existe une libre communication entre sa cavité et celle de l'une ou de l'autre des capsules synoviales de l'articulation fémoro-tibiale, et quelquefois des deux en même temps, aux points où les cartilages des condyles du fémur se joignent à celui de la surface rotulienne; dans d'autres, au contraire, à ces mêmes endroits, les cartilages d'encroûtement sont séparés par un léger sillon transversal qui donne attache à la cloison résultant de l'adossement des membranes synoviales des deux articulations, et qui ferme toute communication entre les sacs qu'elles forment.

La première de ces dispositions existe-t-elle primitivement dans le cheval, ou bien n'est-elle que le résultat d'une perforation de la cloison que forment les capsules synoviales, qui s'effectuerait avec l'âge? Je suis d'autant plus porté à admettre ce dernier phénomène que les ouvertures de ces articulations, dans de très-jeunes sujets, m'ont convaincu qu'aucune communication n'existe primitivement entre les cavités de ces membranes (1).

Cette synoviale lubrifiée par une abondante synovie, est recouverte sur les côtés par les ligamens, supérieurement par le muscle triceps fémoral, et inférieurement par la masse graisseuse qui la sépare des ligamens antérieurs.

Cette articulation, dont les principaux mou-

(1) Nous aurons encore occasion de citer plus loin des perforations de ce genre.

vemens consistent dans un glissement de haut en bas de la rotule sur le fémur, est peut-être la plus exposée aux luxations. L'élévation plus grande du bord interne de la trochlée rend raison de l'impossibilité d'un déplacement de la rotule en dedans, tandis que le peu de hauteur du bord externe explique très-bien leur extrême facilité et leur fréquence en dehors.

Articulation péronéo-tibiale.

Deux facettes articulaires, et un fibro-cartilage intermédiaire composent l'articulation supérieure des deux os de la jambe, unis inférieurement par un simple ligament, qui n'est que la continuité de l'un d'eux.

L'union supérieure, affermie par le ligament latéral externe de l'articulation fémoro-tibiale, et quelques trousseaux fibreux irrégulièrement disposés, ne constitue pas toujours une amphiarthrose; assez souvent, chez les vieux chevaux, les surfaces articulaires des deux os, contiguës seulement, encroûtées d'un cartilage très-peu épais, et enveloppées d'une petite membrane synoviale, composent une diarthrose planiforme, lubrifiée par une très-petite quantité de synovie.

Dans ces deux cas, les deux os de la jambe ne jouissent que d'un mouvement fort obscur l'un sur l'autre.

Dans le porc, le chien et le chat, outre les articulations supérieures et inférieures du péroné et du tibia, ces deux os sont encore unis dans leur milieu par un ligament nommé interosseux, semblable à celui qui unit le radius et le cubitus.

ARTICULATION DU JARRET.

Le jarret, ou le tarse, comprend, 1.° l'articulation tibio-tarsienne; 2.° les articulations des os tarsiens entre eux; 3.° l'articulation tarso-métatarsienne.

La première résultant du contact de l'extrémité inférieure du tibia qui présente une double trochlée, avec la surface diarthrodiale de l'astragale, constitue un ginglyme angulaire parfait.

Les articulations tarsiennes comprennent celles formées par les surfaces contiguës et diarthrodiales de tous les os du tarse entre eux.

La dernière, enfin, ou l'articulation tarsométatarsienne, est formée par les surfaces inférieures du second os plat, des deux os irréguliers, et les surfaces supérieures des trois os du métatarse.

Parmi les moyens d'union et de mobilité de ces os, les uns sont communs aux trois articulations, ce sont les ligamens latéraux, le ligament postérieur, et le capsulaire; d'autres sont propres à chacune d'elles, ou à un ou plusieurs os; tels sont les ligamens inter-osseux et les membranes synoviales.

Les *ligamens latéraux*, au nombre de quatre, constituent de chaque côté deux cordons, que l'on peut distinguer en *superficiels* et *profonds*. Les deux premiers, peu différens l'un de l'autre, occupent les côtés de l'articulation, et s'attachent supérieurement aux tubérosités externe et interne de l'extrémité inférieure du tibia, d'où ils se dirigent obliquement de haut en bas et d'avant en arrière, pour aller s'implanter, 1.° sur les côtés de l'astragale et du calcanéum; 2°. sur les os plats et irréguliers, 3.° sur les métatarsiens, par leur extrémité inférieure élargie, et confondue du côté externe avec le ligament postérieur.

Les deux ligamens profonds, tordus dans leur milieu, et situés au-dessous des précédens, dont ils ne diffèrent que par leur moindre longueur et leur direction, prennent leur origine au tibia, en dessous des premiers, gagnent ensuite les côtés de l'articulation en suivant une direction presque droite, et se divisent inférieurement chacun en deux branches, dont la plus longue va se fixer au calcanéum, et la plus courte sur les côtés de l'astragale.

Ces ligamens, composés de fibres d'un blanc éclatant, dont la texture serrée leur donne une très-grande densité, sont recouverts par une enveloppe fibreuse destinée à maintenir les tendons dans leurs rapports, et commune à toute l'articulation.

Le *ligament postérieur*, remarquable par sa densité, est appliqué sur la face postérieure des os du tarse, auxquels il s'attache depuis la moitié supérieure du calcanéum jusque sur les métatarsiens; confondu sur les côtés avec le ligament latéral interne superficiel, et tapissé en arrière par la synoviale tendineuse de l'arcade tarsienne, qu'il concourt à former inférieurement, il semble donner naissance au tendon tarso-phalangien et à une bride qui s'unit au tendon fléchisseur profond, à son passage derrière le jarret.

Le *ligament capsulaire*, dont on ne peut guère constater l'existence qu'à la face antérieure de l'articulation, où quelques-unes de ses fibres réunies forment plusieurs brides aplaties, est remplacé postérieurement et supérieurement, par du tissu cellulaire condensé et non fibreux. Attaché au tibia et aux os tarsiens, et métatarsien principal, il est réuni sur les côtés aux ligamens latéraux superficiels, et inter-osseux antérieurs; sa face interne est intimement unie aux capsules synoviales, et sa face externe est recouverte par les tendons inférieurs du muscle fléchisseur du métatarse.

Les *ligamens inter-osseux*, disposés par petites bandes de couleur blanche, peuvent être divisés en *antérieurs* et *internes*. Les premiers recouverts par le ligament capsulaire, auquel ils sont unis, se portent obliquement de dehors en dedans, des parties latérales de l'astragale aux métatarsiens, en s'attachant aux os plats et formant deux faisceaux qui, écartés supérieurement l'un de l'autre, se rapprochent inférieurement en s'épanouissant jusqu'à leurs points d'insertion.

Les seconds, très-courts et situés entre les os qu'ils tiennent étroitement unis, se portent les uns verticalement d'un os à l'autre, en s'implantant dans des petites cavités disposées à cet effet, tandis que les autres, attachés aux os par une de leurs extrémités, se confondent par l'autre avec le ligament postérieur dont ils ne paraissent être que des prolongemens (1).

Les *capsules synoviales* au nombre de quatre, parfaitement distinctes, sans aucune communicacation entre les cavités qu'ellesforment, sont disposées ainsi qu'il suit :

La première, la plus étendue, tapisse les dif-

(1) Même disposition qu'au genou.

férens points de l'articulation tibio-tarsienne, et de celle résultant du contact de la facette supérieure et externe de l'astragale avec une surface correspondante du calcanéum.

La seconde se déploie sur les surfaces articulaires inférieures et postérieures de l'astragale, sur celles du calcanéum qui leur sont contiguës, et inférieurement sur les surfaces supérieures du premier os plat, et du grand os irrégulier, ainsi que sur les facettes par lesquelles ces deux derniers os se touchent.

La troisième, moins étendue que la précédente, est commune aux différens points de jonction du premier os plat avec le second, de celui-ci avec le petit os irrégulier, et des deux os irréguliers avec le second os plat.

La quatrième, enfin, tapisse tous les reliefs de l'articulation tarso-métatarsienne et se prolonge sur les facettes de contiguité des peronés avec l'os principal du métatarse (os du canon.)

Si tels sont le nombre et la disposition des capsules synoviales de cette articulation dans le jeune âge, époque à laquelle il existe quelquefois encore de petites capsules distinctes de celles que nous venons d'indiquer, il n'en est pas de même dans l'âge adulte et dans les vieux sujets surtout, chez lesquels on observe, non-seulement la disparition de quelques-unes de ces ampoules synoviales, mais même l'absence des cloisons qui séparent les cavités des grandes capsules articulaires ; c'est ainsi que l'on trouve ordinairement dans les vieux chevaux et souvent même dans les adultes une libre communication entre la première et la seconde synoviale supérieure, résultant de la perforation du médiastin qui les séparait primitivement en avant de l'astragale.

Les seuls mouvemens que puisse opérer cette articulation remarquable par sa solidité, sont la flexion et l'extension.

Une altération assez fréquente dans les vieux chevaux, consiste daus l'usure des cartilages diarthrodiaux du tibia et de l'astragale dans le sens des mouvemens que les surfaces exercent l'une sur l'autre.

Les articulations métatarsiennes et phalangiennes sont absolument les mêmes et offrent les mêmes considérations à faire que celles du membre antérieur à l'article duquel nous renvoyons.

Articulation des cartilages du larynx.

Les différens cartilages qui composent le larynx, articulés de manière à pouvoir exécuter des mouvemens variés les uns sur les autres, sont unis à l'hyoïde au moyen du cartilage thyroïde ; 1° par une production membraniforme, jaunâtre, très-élastique, qui du bord supérieur de ce cartilage se porte à la rive interne des cornes de l'hyoïde. 2° Par un ligament fibro-cartilagineux arrondi et très-flexible, qui, de l'extrémité postérieure de chaque corne, va se fixer au bord supérieur du thyroïde. L'élasticité dont jouissent ces deux ligamens, les rend très-propres à permettre les mouvemens d'élévation et d'abaissement du larynx sur l'os hyoïde.

L'articulation crico-thyroïdienne, à la formation de laquelle concourt, 1°. une petite surface ovalaire legèrement arrondie que porte l'extrémité postérieure de chaque aîle du thyroïde ; 2°. une cavité superficielle du chaton du cricoïde, plus étendue que l'éminence qu'elle loge, est pourvue d'une petite capsule synoviale, et affermie par un ligament capsulaire composé de fibres jaunes, dont un faisceau va s'implanter sur la face postérieure du chaton du cricoïde, et un autre sur la partie annulaire de ce cartilage ; le premier de ces faisceaux est recouvert par le muscle crico-arythenoïdien postérieur, et le second par le crico-thyroïdien.

Pour l'articulation *crico-arythénoïdienne*, chacun des cartilages arythénoïdes présente postérieurement une surface diarthrodiale triangulaire concave d'avant en arrière et assez étendue, destinée à recevoir une facette convexe dont est pourvu le bord supérieur du chaton du cricoïde. Une capsule synoviale revêt ces surfaces, et un ligament capsulaire très-fort à l'endroit où il est recouvert par la muqueuse laryngienne, assure la solidité de leurs rapports.

III.e PARTIE.

ARTICULATIONS ACCIDENTELLES.

Fausses articulations, pseudarthroses (1).

Lorsque les fragmens d'un os fracturé ne se consolident point entre eux, mais restent mobiles l'un sur l'autre, ou lorsque les os qui forment une articulation diarthrodiale s'abandonnent, et que l'un d'eux sort de sa cavité pour se loger dans l'épaisseur des tissus, ou sur un autre point de la surface osseuse, alors il se forme ce qu'on nomme une articulation accidentelle. Les causes qui, dans le cas de fracture, donnent lieu à des fausses articulations peuvent se réduire à trois ; 1.° aux mouvemens des fragmens ; 2.° à certaines affections générales ; 3.° au défaut de rapport ou de coaptation des surfaces de la fracture.

Il y a deux espèces d'articulations accidentelles, l'une formée par un tissu fibreux tendu entre les

(1) Article de M. Breschet. — *Extrait du Dictionnaire de Médecine.*

fragmens ; l'autre présente tous les caractères des articulations diarthrodiales naturelles. On pourrait appeler l'une, pseudartrhose par continuité, et l'autre pseudartrhose par contiguité.

Pseudartrhose par continuité. Ici rien ne ressemble aux articulations mobiles ordinaires. Les bouts de la fracture s'arrondissent plus ou moins, et donnent par tous les points qui répondent aux surfaces de la rupture osseuse, implantation à un cordon fibreux, ou comme fibreux, flexible, cylindroïde, qui va d'un fragment à l'autre, entre lesquels il s'étend d'une manière plus ou moins lâche. Ce tissu n'est autre que la substance des premières périodes du cal, qui n'a point encore passé à l'état osseux. Quand le cordon est un peu plus long, il offre toujours moins d'épaisseur à son milieu qu'à ses extrémités. Les fractures tranversales de la rotule et de l'olécrane, présentent très-fréquemment un semblable mode de réunion; l'intervalle qui sépare les fragmens est quelquefois très-étendu. L'espèce de ligament de nouvelle formation qui le remplit, et que nous venons de décrire, participe quelquefois à ses extrémités (surtout si la fracture n'a été produite que depuis quelques mois) de la nature des cartilages; on voit alors le tissu cartilagineux et le tissu comme ligamenteux se fondre l'un dans l'autre en certains endroits. Le dernier n'offre des fibres bien manifestes que quand il est déjà ancien, et à cette époque il n'est pas très-rare d'y apercevoir des fibres qui ressemblent par leur grande blancheur aux fibres tendineuses (1).

Pseudarthrose par contiguité. Celles-ci ressemblent, ainsi que nous l'avons déja dit, aux articulations diarthrodiales ordinaires. Comme dans ces dernières, les surfaces contiguës sont à la longue encroûtées d'une lame de cartilage, et il y a une capsule synoviale qui sécrète de la synovie. On trouve assez souvent autour de la capsule synoviale, une sorte de capsule ligamenteuse ou fibreuse. On se demande maintenant, ajoute M. Breschet, si l'humeur visqueuse que l'on trouve dans les cavités des pseudarthroses, est véritablement de la synovie. Nous croyons que les faits consignés par les auteurs, et en particulier que les recherches que M. Villermé vient de publier sur le développement de beaucoup de capsules synoviales, doivent faire résoudre affirmativement la question.

Ces considérations, appuyées d'observations

(1) On trouve dans le Cabinet d'Anatomie de l'Ecole d'Alfort, plusieurs exemples de fractures dans lesquelles la substance ligamenteuse accidentelle s'implante par une extrémité, non sur la surface de la rupture, mais sur le côté des fragmens.

recueillies sur l'homme et les animaux, ne laissent, sous ce rapport, rien à désirer sur leur exactitude et leur véracité (1).

Membranes synoviales des tendons.

Les membranes synoviales des tendons, dit Béclard, sont des membranes séreuses humectées d'un fluide onctueux, annexées aux tendons, là où ils frottent contre les parties voisines.

Connues depuis long-temps dans les animaux, chez lesquels elles ont tour à tour reçu les noms de. bourses muqueuses, gaines tendineuses, elles forment, comme toutes les séreuses, des cavités closes de toutes parts.

D'après leur disposition, on les divise en vésiculaires et vaginales, les premières formant des petites ampoules plus ou moins arrondies, tapissent d'une part un tendon, et de l'autre la partie sur laquelle il glisse; les secondes entourent les tendons circulairement, et se réfléchissent sur les coulisses dans lesquelles elles passent. Parmi ces dernières, il en est qui, simples à une

(1) Le Cabinet de l'Ecole d'Alfort renferme plusieurs exemples de pseudarthroses par contiguité et survenues à la suite de luxation de fémur et de l'humérus dans le cheval.

de leurs extrémités, présentent à l'autre des espèces de digitations qui répondent à autant de tendons différens.

Ces membranes, généralement en rapport avec les tendons qu'elles tapissent, avec les tissus cellulaire, fibreux, graisseux, et fibro-cartilagineux, sont surtout nombreuses autour des articulations, parce que c'est à ces endroits que se trouvent spécialement les tendons. D'une texture semblable à celle des autres séreuses, elles sont minces, blanchâtres, demi-transparentes, et on y retrouve les franges et les paquets adipeux communs à tout le système synovial.

Leur fonction est de sécréter un liquide visqueux identique à la synovie, qui facilite les glissemens, en diminuant la perte du mouvement occasionnée par le frottement.

Leurs altérations sont, les hydropisies très-fréquentes, surtout dans celles des membres, chez les chevaux qui ont été soumis à de longs et pénibles travaux, et l'inflammation souvent accompagnée de celle des tendons qu'elles recouvrent.

Membranes synoviales tendineuses du membre antérieur.

Le tendon du muscle coraco-huméral, à l'endroit où il glisse sur le tendon du sous-scapulo-trochinien, est tapissé par une membrane synoviale vésiculaire assez étendue, contenant peu de synovie. Intimement unie aux deux tendons dont elle facilite le glissement, elle est recouverte sur ses côtés par un tissu cellulaire lâche et non-fibreux.

Une autre synoviale vésiculaire, d'une très-grande dimension, tapisse la face interne du tendon supérieur du coraco-cubital et la double trochlée antérieure de l'humérus. En rapport par sa face externe avec les parties qu'elle revêt, inférieurement et latéralement avec quelques faisceaux fibreux et des muscles, et supérieurement avec une masse graisseuse qui la sépare de la synoviale articulaire, elle présente à sa face interne une grande quantité de franges et sécrète une abondante synovie.

Enfin, le tendon du post-épineux, à l'endroit où il passe sur le trochiter, est pourvu d'une synoviale peu distincte, contenant rarement de la synovie, et ne paraissant être qu'une aréole dilatée du tissu cellulaire environnant.

Tous les muscles qui prennent leur origine à l'épicondyle ont la face de leurs tendons en regard avec l'articulation huméro-radiale, tapissée par la synoviale articulaire à laquelle ils sont étroitement unis ; la même disposition a lieu à l'égard de ceux qui s'attachent à l'épitrochlée.

Le tendon de l'extenseur antérieur du pied, arrivé à l'extrémité inférieure du radius, est enveloppé par une synoviale vaginale qui commence au-dessus du genou, se prolonge jusqu'au dessous et se trouve soutenue dans toute son étendue par l'enveloppe fibreuse de cette région de laquelle il est extrêmement facile de la séparer. Une autre synoviale vésiculaire peu étendue, et contenant ordinairement très-peu de synovie, revêt la face interne du même tendon à son passage sur l'articulation metacarpo-phalangienne.

Les autres tendons appartenant aux muscles extenseurs du métacarpe et du pied sont également tapissés ainsi que les coulisses dans lesquelles ils glissent, par des membranes vaginales particulières à chacun d'eux et recouvertes par l'enveloppe fibreuse commune à toute l'articulation du genou.

Les tendons des fléchisseurs profond et superficiel sont tapissés dans l'arcade carpienne, par une synoviale vaginale présentant deux digitations à chacune de ses extrémités, et contenant une abondante synovie. En rapport supérieurement avec la partie charnue des muscles, cette synoviale est recouverte du côté interne par une couche fibreuse très-épaisse, et inférieurement elle tient d'une manière lâche au carpo-phalangien qu'elle sépare du tendon fléchisseur profond.

Une autre synoviale du genre de cette dernière et non moins étendue, enveloppe les mêmes tendons depuis les sésamoïdes jusqu'à la face postérieure du second phalangien. Peu affermie au-dessus des sésamoïdes où elle est recouverte par un tissu cellulaire assez abondant, cette disposition anatomique rend raison de la fréquence et du volume des dilatations connues sous le nom de *molettes* (1) dont elle est fréquemment le siège à cet endroit, et qu'il ne faut pas confondre avec une hydropisie de la synoviale articulaire. Unie assez intimement sur le premier phalangien aux brides qui fixent les sésamoïdes, ainsi qu'à celles qui maintiennent le tendon perforé dont elle ne tapisse à cet endroit que la face qui est en regard avec le perforant, elle présente ordinairement dans l'intérieur de la cavité qu'elle forme quelques cloisons incomplètes transversales et longitudinales.

Une capsule tendineuse vésiculaire, non moins importante que celle-ci, est celle qui tapisse

(1) Une incision pratiquée dans le but de donner issue à la synovie que contiennent ces tumeurs, peut être suivie d'une vive inflammation de la gaîne synoviale accompagnée de celle des tendons fléchisseurs, accidens toujours très-graves.

d'un côté la face supérieure de l'expansion du tendon perforant, et de l'autre la face inférieure du petit sésamoïde; sa cavité située très-profondément, et souvent pénétrée par des corps piquans, n'a nulle communication, tant avec la gaine précédente à laquelle cette synoviale est adossée supérieurement, qu'avec la capsule de l'articulation du second avec le troisième phalangien.

MEMBRANES SYNOVIALES TENDINEUSES DES MEMBRES POSTÉRIEURS.

Une synoviale vésiculaire assez étendue, mais secrétant peu de synovie, revêt les surfaces des tendons du grand et du petit fessier, à l'endroit où ils glissent l'un sur l'autre sur la convexité du trochanter.

Le tendon supérieur commun des muscles extenseurs du pied et fléchisseur du métatarse, est tapissé au niveau de l'articulation fémoro-tibiale par un prolongement de la synoviale articulaire, qui enveloppe également le tendon du fléchisseur oblique de la jambe à son passage sur l'articulation.

Le glissement de chaque tendon sur les faces antérieure et latérale du jarret, est facilité par une synoviale particulière à chacun d'eux ou à chacune des divisions qu'ils présentent, envelop- pant d'une part le tendon auquel elle forme une gaine, et de l'autre se réfléchissant sur la surface du ligament capsulaire, ou de quelques autres parties articulaires sur lesquelles il glisse.

Ces membranes vaginales secrétant généralement peu de synovie, sont recouvertes par l'enveloppe fibreuse commune à toute l'articulation, et appartiennent aux tendons des muscles extenseur antérieur et latéral du pied, ainsi qu'aux divisions inférieures du tendon du muscle fléchisseur du métatarse.

Dans l'arcade tarsienne, les tendons des muscles fléchisseurs profond et oblique du pied sont enveloppés par une synoviale vaginale qui se réfléchit sur le ligament fibro-cartilagineux dont est revêtue la coulisse postérieure du calcanéum. Peu soutenue supérieurement et de chaque côté entre ce dernier os, et la face postérieure du tibia, où elle est pour cette raison exposée, dans les chevaux usés, à des dilatations qui deviennent quelquefois énormes, et qne l'on appelle *vessigons*, elle contracte des adhérences très-intimes avec les parties qu'elle revêt.

Enfin une membrane synoviale vésiculaire se trouve interposée entre la face interne du tendon du perforé et le sommet du calcanéum sur lequel ce tendon glisse. Le soutien que lui fournissent de tous les côtés les parties qu'elle revêt, s'oppose évidemment à sa dilatation que pourraient faire supposer, sans cette connaissance, ces tumeurs molles et indolentes, que l'on remarque assez souvent à la pointe du jarret, et qui sont déterminées par une hydropisie de la bourse synoviale sous-cutanée existant assez souvent à cet endroit, entre la peau et la surface externe du tendon perforé.

La disposition des gaines synoviales de la partie inférieure du membre postérieur, est la même que dans celles de la même région du membre antérieur, à l'article duquel nous renvoyons.

R.F.

FIN.

TABLE

DES MATIÈRES.

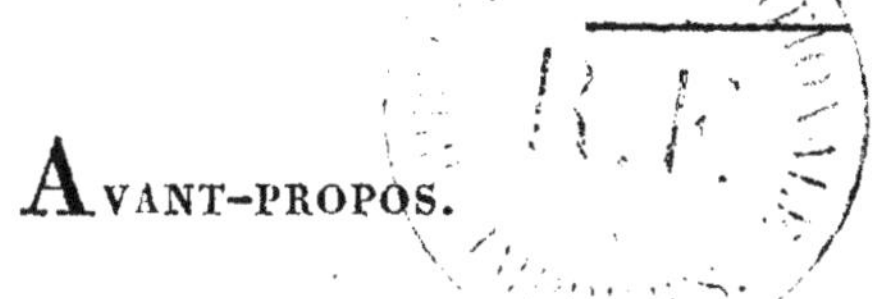

PREMIÈRE PARTIE.

DES ARTICULATIONS EN GÉNÉRAL.

DEUXIÈME PARTIE.

DES ARTICULATIONS EN PARTICULIER.

TROISIÈME PARTIE.

ARTICULATIONS ACCIDENTELLES.

FIN DE LA TABLE.

www.ingramcontent.com/pod-product-compliance
Ingram Content Group UK Ltd.
Pitfield, Milton Keynes, MK11 3LW, UK
UKHW021545260726
13993UKWH00002B/643

9 782329 456140